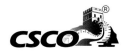

中国临床肿瘤学会（**CSCO**）
黑色素瘤诊疗指南
2020

GUIDELINES OF CHINESE SOCIETY OF CLINICAL ONCOLOGY (CSCO)

MELANOMA

中国临床肿瘤学会指南工作委员会　组织编写

人民卫生出版社

U0288604

图书在版编目（CIP）数据

中国临床肿瘤学会（CSCO）黑色素瘤诊疗指南 .2020 /
中国临床肿瘤学会指南工作委员会组织编写.—北京：
人民卫生出版社，2020
　　ISBN 978-7-117-30105-3

　　Ⅰ.①中… Ⅱ.①中… Ⅲ.①黑色素瘤 — 诊疗 — 指南
Ⅳ.① R739.5-62

　　中国版本图书馆 CIP 数据核字（2020）第 097761 号

| 人卫智网 | www.ipmph.com | 医学教育、学术、考试、健康, 购书智慧智能综合服务平台 |
| 人卫官网 | www.pmph.com | 人卫官方资讯发布平台 |

中国临床肿瘤学会（CSCO）黑色素瘤诊疗指南 2020

组织编写：中国临床肿瘤学会指南工作委员会

经　　销：新华书店

出版发行：人民卫生出版社（中继线 010-59780011）

开　　本：787 × 1092　1/32　印张：4.5

地　　址：北京市朝阳区潘家园南里 19 号

字　　数：111 千字

邮　　编：100021

版　　次：2020 年 7 月第 1 版　2020 年 7 月第 1 版第 1 次印刷

E - mail：pmph @ pmph.com

标准书号：ISBN 978-7-117-30105-3

购书热线：010-59787592　010-59787584　010-65264830

定　　价：38.00 元

印　　刷：北京盛通印刷股份有限公司

打击盗版举报电话：010-59787491　E-mail：WQ @ pmph.com

质量问题联系电话：010-59787234　E-mail：zhiliang @ pmph.com

中国临床肿瘤学会指南工作委员会

中国临床肿瘤学会 （CSCO）
黑色素瘤诊疗指南

2020

组　长

　　郭　军

副组长（以姓氏汉语拼音为序）

　　梁　军　林桐榆　刘基巍　牛晓辉　潘宏铭　秦叔逵　斯　璐
　　吴　荻　张晓实

秘　书

　　连　斌　毛丽丽

专家组成员（以姓氏汉语拼音为序）（[*]为执笔人）

　　陈　誉[*]　福建省肿瘤医院肿瘤内科特需病房 / 生物免疫治疗中心
　　陈晓红　首都医科大学附属北京同仁医院耳鼻咽喉头颈肿瘤外科
　　崔传亮[*]　北京大学肿瘤医院肾癌黑色素瘤内科

杜　楠　　中国人民解放军总医院第四医学中心肿瘤内科

范　云　　浙江省肿瘤医院肿瘤内科

方美玉　　浙江省肿瘤医院肿瘤内科

顾康生　　安徽医科大学第一附属医院肿瘤科

郭　伟[*]　首都医科大学附属北京同仁医院耳鼻咽喉头颈部肿瘤科

胡　毅　　中国人民解放军总医院第一医学中心肿瘤内科

姜　愚　　四川大学华西医院肿瘤中心

兰世杰[*]　吉林大学白求恩第一医院肿瘤中心

李　航　　北京大学第一医院皮肤科

李丹丹[*]　中山大学肿瘤防治中心生物治疗中心

李金銮[*]　厦门大学附属第一医院肿瘤放疗科

李永恒[*]　北京大学肿瘤医院放疗科

李忠武[*]　北京大学肿瘤医院病理科

梁后杰　　中国人民解放军陆军军医大学第一附属医院（重庆西南医院）肿瘤内科

刘　欣 *　复旦大学附属肿瘤医院肿瘤内科

刘佳勇 *　北京大学肿瘤医院骨与软组织肿瘤科

刘巍峰 *　北京积水潭医院骨肿瘤科

楼　芳 *　浙江大学医学院附属邵逸夫医院肿瘤内科

罗志国　复旦大学附属肿瘤医院肿瘤内科

任秀宝　天津市肿瘤医院生物治疗科

孙阳春 *　中国医学科学院肿瘤医院妇瘤科

陶　敏　苏州大学附属第一医院肿瘤内科

王　锋 *　中国人民解放军东部战区总医院秦淮医疗区肿瘤内科

王宝成　中国人民解放军联勤保障部队第九六〇医院肿瘤内科

王佃灿 *　北京大学口腔医院口腔颌面外科

王之龙 *　北京大学肿瘤医院医学影像科

魏文斌　首都医科大学附属北京同仁医院眼科

吴令英　中国医学科学院肿瘤医院妇瘤科

夏　凡[*]　复旦大学附属肿瘤医院放疗科

项晓琳[*]　首都医科大学附属北京同仁医院眼科

徐　宇[*]　复旦大学附属肿瘤医院骨软组织外科

许春伟[*]　福建省肿瘤医院病理科

姚　煜　西安交通大学附属第一医院肿瘤内科

杨　焱　吉林省肿瘤医院肿瘤内科

叶　挺[*]　华中科技大学同济医学院附属协和医院肿瘤中心

张　睿[*]　辽宁省肿瘤医院结直肠外科

朱　骥[*]　复旦大学附属肿瘤医院放疗科

邹征云　南京鼓楼医院肿瘤内科

　　基于循证医学证据、兼顾诊疗产品的可及性、吸收精准医学新进展，制定中国常见癌症的诊断和治疗指南，是中国临床肿瘤学会（CSCO）的基本任务之一。近年来，临床诊疗指南的制定出现新的趋向，即基于诊疗资源的可及性，这尤其适合发展中国家或地区差异性显著的国家和地区。中国是幅员辽阔，地区经济和学术发展不平衡的发展中国家，CSCO 指南需要兼顾地区发展差异、药物和诊疗手段的可及性以及肿瘤治疗的社会价值三个方面。因此，CSCO 指南的制定，要求每一个临床问题的诊疗意见，需根据循证医学证据和专家共识度形成证据级别，同时结合产品的可及性和效价比形成推荐等级。证据级别高、可及性好的方案，作为 I 级推荐；证据级别较高、专家共识度稍低，或可及性较差的方案，作为 II 级推荐；临床实用，但证据等级不高的，作为 III 级推荐。CSCO 指南主要基于国内外临床研究成果和 CSCO 专家意见，确定推荐等级，便于大家在临床实践中参考使用。CSCO 指南工作委员会相信，基于证据、兼顾可及、结合意见的指南，更适合我国的临床实际。我们期待得到大家宝贵的反馈意见，并将在更新时认真考虑、积极采纳合理建议，保持 CSCO 指南的科学性、公正性和时效性。

中国临床肿瘤学会指南工作委员会

CSCO 诊疗指南证据类别 / 1

CSCO 诊疗指南推荐等级 / 2

CSCO 黑色素瘤诊疗指南（2020）更新要点 / 3

1　黑色素瘤诊疗总则 / 7

2　黑色素瘤的诊断原则 / 11

　　2.1　病理诊断原则 / 12

　　2.2　影像诊断原则 / 18

　　2.3　分期 / 20

3　皮肤黑色素瘤的治疗原则 / 27

　　3.1　皮肤黑色素瘤的手术治疗原则 / 28

　　　3.1.1　0 期、ⅠA、ⅠB 期黑色素瘤的治疗 / 28

　　　3.1.2　ⅡA、ⅡB 期黑色素瘤的治疗 / 34

　　　3.1.3　Ⅲ期黑色素瘤的外科治疗 / 35

　　　3.1.4　可完全切除的Ⅳ期黑色素瘤的治疗 / 40

　　　附录 1　手术切缘 / 41

　　3.2　皮肤黑色素瘤的辅助治疗原则 / 42

3.2.1 皮肤黑色素瘤的系统辅助治疗 / 42

3.2.2 淋巴结辅助放疗原则 / 46

附录 2 皮肤黑色素瘤常用的术后辅助治疗方案 / 47

3.3 皮肤黑色素瘤的晚期治疗原则 / 52

3.3.1 无脑转移患者的治疗 / 52

3.3.2 存在脑转移患者的治疗 / 57

附录 3 皮肤黑色素瘤常用的晚期治疗方案 / 60

4 肢端黑色素瘤的治疗原则 / 67

4.1 肢端黑色素瘤的手术治疗原则 / 68

4.1.1 0 期、ⅠA、ⅠB 期黑色素瘤的治疗 / 68

4.1.2 ⅡA、ⅡB 期黑色素瘤的治疗 / 74

4.1.3 Ⅲ期黑色素瘤的外科治疗 / 75

4.1.4 可完全切除的Ⅳ期黑色素瘤的治疗 / 80

4.2 肢端黑色素瘤的辅助治疗原则 / 82

4.2.1 肢端黑色素瘤的系统辅助治疗 / 82

4.2.2 淋巴结辅助放疗原则 / 87

附录 4 肢端黑色素瘤常用的术后辅助治疗方案 / 88

4.3 肢端黑色素瘤的晚期治疗原则 / 93

5 黏膜黑色素瘤的治疗原则 / 95

6 眼部葡萄膜黑色素瘤的治疗原则 / 109

7 随访原则 / 123

7.1 皮肤黑色素瘤的随访 / 124

7.2 黏膜和眼部黑色素瘤随访 / 127

CSCO 诊疗指南证据类别

证据特征			CSCO 专家共识度
类别	水平	来源	
1A	高	严谨的 Meta 分析、大型随机对照临床研究	一致共识 （支持意见 ≥ 80%）
1B	高	严谨的 Meta 分析、大型随机对照临床研究	基本一致共识，但争议小 （支持意见 60%~80%）
2A	稍低	一般质量的 Meta 分析、小型随机对照研究、设计良好的大型回顾性研究、病例 – 对照研究	一致共识 （支持意见 ≥ 80%）
2B	稍低	一般质量的 Meta 分析、小型随机对照研究、设计良好的大型回顾性研究、病例 – 对照研究	基本一致共识，但争议小 （支持意见 60%~80%）
3	低	非对照的单臂临床研究、病例报告、专家观点	无共识，且争议大 （支持意见 <60%）

CSCO 诊疗指南推荐等级

推荐等级	标准
I 级推荐	**1A 类证据和部分 2A 类证据** 一般情况下，CSCO 指南将 1A 类证据和部分专家共识度高且在中国可及性好的 2A 类证据作为 I 级推荐。具体来说，CSCO 指南 I 级推荐具有如下特征：可及性好的普适性诊治措施（包括适应证明确），肿瘤治疗价值相对稳定，基本为国家医保所收录；I 级推荐的确定，不因商业医疗保险而改变，主要考虑的因素是患者的明确获益性
II 级推荐	**1B 类证据和部分 2A 类证据** 一般情况下，CSCO 指南将 1B 类证据和部分专家共识度稍低或在中国可及性不太好的 2A 类证据作为 II 级推荐。具体来说，CSCO 指南 II 级推荐具有如下特征：在国际或国内已有随机对照的多中心研究提供的高级别证据，但是可及性差或者效价比低，已超出平民经济承受能力的药物或治疗措施；对于获益明显但价格昂贵的措施，以肿瘤治疗价值为主要考虑因素，也可以作为 II 级推荐
III 级推荐	**2B 类证据和 3 类证据** 对于正在探索的诊治手段，虽然缺乏强有力的循证医学证据，但是专家组具有一致共识的，可以作为 III 级推荐供医疗人员参考
不推荐 / 反对	对于已有充分证据证明不能使患者获益的，甚至导致患者伤害的药物或者医疗技术，专家组具有一致共识的，应写明"专家不推荐"或者必要时"反对"。可以是任何类别等级的证据

CSCO 黑色素瘤诊疗指南（2020）更新要点

1. 在黑色素瘤的诊断原则中，将病理诊断原则和影像诊断原则二者的顺序进行了调换。

2. 在 AJCC 第 8 版病理分期中，将 T1bN0 对应的ⅠA 期改为ⅠB 期。

3. 在 3.1.4 的附录中增加了手术切缘附表。

4. 在 3.2.1 皮肤黑色素瘤的辅助治疗中，将"或Ⅲ期携带 *BRAF V600* 突变：BRAF 抑制剂 + MEK 抑制剂"调整为Ⅰ级专家推荐。

5. 在 3.3.1 无脑转移患者的治疗中，将"或达卡巴嗪 / 替莫唑胺[5] 单药或联合恩度[6]"更改为"或达卡巴嗪 / 替莫唑胺 5± 铂类 ± 恩度 6"。

6. 在 3.3.1 无脑转移患者的治疗中，将"如携带 *BRAF V600* 突变：BRAF 抑制剂 +MEK 抑制"剂调整为Ⅰ级专家推荐，将"如携带 *BRAF V600* 突变：BRAF 抑制剂单药"调整为Ⅱ级专家推荐。

7. 在 3.3.1 无脑转移患者的治疗的注释中，增加国内于 2017 年 3 月 22 日批准 BRAF 抑制剂维莫非尼上市，于 2019 年 12 月 18 日批准 BRAF 抑制剂联合 MEK 抑制剂达拉非尼 + 曲美替尼（dabrafenib+trematinib）上市。BRAF 抑制剂 ±MEK 抑制剂有效率超过 60%[4]。

8. 在 3.3.1 无脑转移患者的治疗中，增加参考文献：[18] LU SI, XIAOSHI ZHANG, ZHEN XU，et al.Vemurafenib in Chinese patients with BRAFV600 mutation-positive unresectable or metastatic melanoma: an open-label，multicenter phaseⅠstudy.BMC Cancer, 2018, 18: 520.[19]SI L, ZHANG X, SHU Y，et al.A phaseⅠb study of pembrolizumab as second-line therapy for Chinese patients with advanced or metastatic melanoma（KEYNOTE-151）.Transl Oncol，2019，12（6）：828-835.［20］BIXIA TANG，

XIEQIAO YAN，XINAN SHENG，et al.Safety and clinical activity with an anti-PD-1 antibody JS001 in advanced melanoma or urologic cancer patients.J Hematol Oncol，2019，12：7.

9. 在 3.2.2 附录 3 皮肤黑色素瘤常用的术后辅助治疗方案和 4.2.2 附录 4 肢端黑色素瘤常用的术后辅助治疗方案中，增加"因既往临床研究中采用的甘乐能停产，国产干扰素建议等量应用。根据说明书给予皮下或肌内注射"。

10. 在 5.8 注释中：黏膜黑色素瘤的术后干扰素辅助治疗方案中，增加"因既往临床研究中采用的甘乐能停产，国产干扰素建议等量应用。根据说明书给予皮下或肌内注射"。

11. 对 5.12 注释进行更新与补充：2019 年 8 月 12 日，《临床肿瘤学杂志》（*J Clin Oncol*）在线发表了"JS001 联合阿昔替尼一线治疗晚期黏膜黑色素瘤的 I b 期临床研究"，这是一项 I B 期、单中心、开放的试验，分为剂量递增组（A）和剂量扩展组（B），评估特瑞普利单抗联合阿昔替尼治疗晚期黏膜黑色素瘤的安全性和有效性。A 组予阿昔替尼，每日 2 次，每次 5mg；联合特瑞普利单抗 1 或 3mg/kg，每 2 周一次。第一剂量水平组最初至少 3 例患者，如果发生剂量限制性毒性，队列扩大到 6 例患者。2017 年 4 月 25 日—2018 年 4 月 2 日，共纳入 33 例晚期黏膜黑色素瘤患者，31 例患者没有接受过化疗。截至 2018 年 12 月 19 日，共有 11 例患者（33.3%）死亡，4 例患者（12.1%）因病情进展停止治疗，18 例患者（54.5%）继续治疗。中位治疗时间为 9.4 个月，25 例患者（75.8%）相比基线病灶缩小。29 例未接受化疗的患者可评估疗效，其中 RECIST 标准下，14 例患者部分缓解或完全缓解，有效率为 48.3%，疾病控制率为 86.2%；irRECIST 标准下，有效率为 51.7%。中位 TTR 为 2.1 个月，因为 14 例缓解的患者中，有 11 例患者正在持续缓解，中位 DoR 尚未达到。

RECIST 标准的中位 PFS 为 7.5 个月，irRECIST 标准的中位 PFS 为 8.9 个月。安全性上，32 例患者出现治疗相关不良事件（TRAEs），但大多数为 1/2 级。12 例患者出现 3 级 TRAE，1 例患者出现 4 级 TARE（脂肪酶升高）。3 级 TAREs 包括蛋白尿（n=3）、高血压（n=3）、中性粒细胞减少（n=3）、ALT 升高（n=2）、体重下降（n=2）、腹泻（n=1）、肌酸激酶升高（n=1）、AST 升高（n=1）、脂肪酶升高（n=1）、白细胞减少症（n=1）、贫血（n=1）、谷氨酰基转移酶升高（n=1）、血肌酐升高（n=1）、低钠血症（n=1）和食管瘘（n=1）。

12. 5.12 注释的参考文献修改为：[24] XINAN SHENG，XIEQIAO YAN，ZHIHONG CHI，et al.Axitinib in combination with toripalimab，a humanized immunoglobulin G4 monoclonal antibody against programmed cell death-1，in patients with metastatic mucosal melanoma：An open-label phase ⅠB trial.Journal of Clinical Oncology，2019，37（32）：2987-2999.

1 黑色素瘤诊疗总则

黑色素瘤的 MDT 诊疗模式

内容	Ⅰ级专家推荐	Ⅱ级专家推荐	Ⅲ级专家推荐
MDT 学科构成	外科：骨与软组织肿瘤科，头颈外科，结直肠外科，妇瘤科肿瘤内科； 放射治疗科； 影像科	介入治疗科 病理科 内镜科 超声科	其他相关学科
MDT 成员要求	高年资主治医师及以上	副主任医师及以上	
MDT 讨论内容	需要局部治疗的晚期患者 转移瘤潜在可切除的晚期患者	需要特殊辅助治疗决策的患者	主管医师认为需要 MDT 的患者（例如诊治有困难或争议）； 推荐进入临床研究的患者
MDT 日常活动	固定学科/固定专家，固定时间（建议每 1~2 周一次）； 固定场所； 固定设备（投影仪、信息系统）	根据具体情况设置	

【注释】

a. 黑色素瘤的诊治应重视多学科团队（multidisciplinary team，MDT）的作用，推荐有条件的单位将尽可能多的黑色素瘤患者的诊疗纳入 MDT 的管理。

b. MDT 的实施过程由多个学科的专家共同分析患者的临床表现、影像、病理和分子生物学资料，对患者的一般状况、疾病的诊断、分期 / 侵犯范围、发展趋向和预后做出全面的评估，并根据当前的国内外治疗规范 / 指南或循证医学依据，结合现有的治疗手段，为患者制订最适合的整体治疗策略。

c. MDT 原则应该贯穿每一位患者的治疗全程。

d. MDT 团队应根据治疗过程中患者机体状况的变化、肿瘤的反应而适时调整治疗方案，以期最大限度地延长患者的生存期、提高治愈率和改善生活质量。

2 黑色素瘤的诊断原则

2.1　病理诊断原则

目的	I级专家推荐	II级专家推荐	III级专家推荐
获取组织技术	切除活检		
病理学诊断	Breslow 厚度，是否溃疡，有丝分裂率，Clark 分级，切缘，有无微卫星灶，相关免疫组化检测	有无脉管浸润，是否垂直生长期（VGP），肿瘤浸润淋巴细胞（TIL），慢性日光晒伤小体，退行性变，分子检测	-
分子分型	*BRAF*、*CKIT* 和 *NRAS* 基因突变检测	NGS 热点基因检测	-

除非特殊标注，上述证据级别均为 2A 类证据

【注释】

a. 送检标本处理：对于临床初步判断无远处转移的黑色素瘤患者，活检一般建议完整切除，不建

议穿刺活检或局部切除，部分切取活检不利于组织学诊断和厚度测量，增加了误诊和错误分期风险。如病灶面积过大或已有远处转移需要确诊的，可行局部切取活检。标本需完整送检，手术外科医师做好标记切缘，10% 甲醛溶液固定标本达 6~48 小时。

b. 专家组建议病理报告中必须包括的内容为肿瘤厚度、是否伴有溃疡，这两个指标与 T 分期直接相关，也是判断预后最重要的特征[1-4]。在第 8 版 AJCC 肿瘤分期中，对于 T1 期肿瘤进行了重新定义，T1a 为肿瘤厚度 <0.8mm，且不伴有溃疡。T1b 为肿瘤厚度 0.8~1.0mm，无需考虑有无溃疡的形成，或肿瘤厚度 <0.8mm，伴有溃疡。另外，出于精确性和可操作性的目的，肿瘤厚度要求精确到小数点后一位即可[5]。

c. 有丝分裂率（mitotic rate，MR）是肿瘤增殖的指标，记为每平方毫米的有丝分裂细胞数。第 8 版 AJCC 分期指南继续沿用"热点"技术推算有丝分裂率[4, 6]，但不再影响肿瘤 T 分期。Barnhill 等比较了 MR 与溃疡作为局限期黑色素瘤预后的重要性，对 MR 和溃疡、肿瘤厚度进行多因素分析，发现 MR（<1、1~6、>6）是最重要的独立预后因素。另外，还有很多研究也证实了 MR 是皮肤黑色素瘤的重要预后因子[7-10]。MR ≥ 1 的患者疾病特异生存期（DSS 较差）是预后的独立不良因素[11, 12]。

d. 对切缘阳性的，需描述范围（如是原位还是浸润性）；切缘阴性的，美国病理学家协会（CAP）指南要求以毫米为单位报告显微镜下测量的肿瘤与切缘的横向或纵向距离。

e. 微卫星灶指直径大于 0.05mm，距离原发灶至少 0.3mm 的真皮网状层、脂膜或脉管中的瘤巢，与区域淋巴结转移相关性高。初次活检或扩大切除标本中出现局部微卫星灶分期归为 N2c

（ⅢB 期）；出现微卫星灶的患者需要做前哨淋巴结活检，若前哨淋巴结阳性，则分期为 N3（ⅢC 期）[13, 14]。

f. 建议所有患者治疗前都做基因检测，目前成熟的靶点是 BRAF、CKIT 和 NRAS，基因检测结果与预后、分子分型和晚期治疗有关。黑色素瘤依基因变异可分为 4 种基本类型：①肢端型；②黏膜型；③慢性日光损伤型（CSD）；④非慢性日光损伤型（non-CSD，包括原发病灶不明型）。其中日光损伤型主要包括头颈部和四肢黑色素瘤，日光暴露较多，高倍镜下可观察到慢性日光晒伤小体，国外资料显示 28% 的黑色素瘤患者发生 *KIT* 基因变异（突变或拷贝数增多），10% 发生 *BRAF* 变异，5% 发生 *NRAS* 变异；肢端型和黏膜型发生 *KIT* 基因变异较多，其次为 *BRAF* 突变；非慢性日光损伤型，如躯干黑色素瘤，大部分发生 *BRAF* 基因 *V600E* 突变（60%）或 *NRAS* 突变（20%）[15-18]。我国 502 例原发黑色素瘤标本 *KIT* 基因检测结果显示总体突变率为 10.8%，基因扩增率为 7.4%；其中肢端型、黏膜型、慢性日光损伤型、非慢性日光损伤型和原发灶不明型分别为 11.9% 和 7.3%、9.6% 和 10.2%、20.7% 和 3.4%、8.1% 和 3.2% 及 7.8% 和 5.9%。我国 468 例原发黑色素瘤标本 BRAF 突变率为 25.9%，肢端和黏膜黑色素瘤的突变率分别为 17.9% 和 12.5%，其中 15 号外显子的 V600E 是最常见的突变位点（87.3%）。多因素分析显示 *KIT* 基因和 *BRAF* 基因突变均是黑色素瘤的独立预后因素，危险系数分别为 1.989（95%CI：1.263~3.131）和 1.536（95%CI：1.110~2.124），*P* 分别为 0.003 和 0.01[19, 20]。

g. 针对皮肤切缘和早期黑色素瘤，不推荐冰冻病理。

参考文献

［1］ BALCH CM, GERSHENWALD JE, SOONG SJ, et al. Final version of 2009 AJCC melanoma staging and classification. J Clin Oncol, 2009, 27 (36): 6199-6206.

［2］ THOMPSON JF, SOONG SJ, BALCH CM, et al. Prognostic significance of mitotic rate in localized primary cutaneous melanoma: an analysis of patients in the multi-institutional American Joint Committee on Cancer melanoma staging database. J Clin Oncol, 2011, 29 (16): 2199-2205.

［3］ BALCH CM, GERSHENWALD JE, SOONG SJ, et al. Multivariate analysis of prognostic factors among 2313 patients with stage Ⅲ melanoma: comparison of nodal micrometastases versus macrometastases. J Clin Oncol, 2010, 28 (14): 2452-2459.

［4］ EDGE SB, BYRD DR, COMPTON CC, et al. AJCC Cancer Staging Manual. 7th ed. New York, NY: Springer, 2010.

［5］ GERSHENWALD JE, SCOLYER RA, HESS KR, et al. AJCC Cancer Staging Manual. Eight Edtion, 2016, 564.

［6］ PIRIS A, MIHM MC, DUNCAN LM. AJCC melanoma staging update: impact on dermatopathology practice and patient management. J Cutan Pathol, 2011, 38 (5): 394-400.

[7] AZZOLA MF, SHAW HM, THOMPSON JF, et al. Tumor mitotic rate is a more powerful prognostic indicator than ulceration in patients with primary cutaneous melanoma: an analysis of 3661 patients from a single center. Cancer, 2003, 97 (6): 1488-1498.

[8] FRANCKEN AB, SHAW HM, THOMPSON JF, et al. The prognostic importance of tumor mitotic rate confirmed in 1317 patients with primary cutaneous melanoma and long follow-up. Ann Surg Oncol, 2004, 11 (4): 426-433.

[9] GIMOTTY PA, ELDER DE, FRAKER DL, et al. Identification of high-risk patients among those diagnosed with thin cutaneous melanomas. J Clin Oncol, 2007, 25 (9): 1129-1134.

[10] THOMPSON JF, SOONG SJ, BALCH CM, et al. Prognostic significance of mitotic rate in localized primary cutaneous melanoma: an analysis of patients in the multi-institutional American Joint Committee on Cancer melanoma staging database. J Clin Oncol, 2011, 29 (16): 2199-2205.

[11] PAEK SC, GRIFFITH KA, JOHNSON TM, et al. The impact of factors beyond Breslow depth on predicting sentinel lymph node positivity in melanoma. Cancer, 2007, 109 (1): 100-108.

[12] SONDAK VK, TAYLOR JM, SABEL MS, et al. Mitotic rate and younger age are predictors of sentinel lymph node positivity: lessons learned from the generation of a probabilistic model. Ann Surg Oncol, 2004, 11 (3): 247-258.

[13] HARRIST TJ, RIGEL DS, DAY CL, Jr. , et al. "Microscopic satellites" are more highly associated with regional lymph node metastases than is primary melanoma thickness. Can-

cer, 1984, 53 (10): 2183-2187.

[14] Cancer Genome Atlas Network. Genomic Classification of Cutaneous Melanoma. CancerGenome Atlas Network. Cell, 2015, 161 (7): 1681-1696.

[15] HIGH WA, ROBINSON WA. Genetic mutations involved in melanoma: a summary of our current understanding. Adv Dermatol, 2007, 23: 61-79.

[16] CURTIN JA, BUSAM K, PINKEL D, et al. Somatic activation of KIT in distinct subtypes of melanoma. J Clin Oncol, 2006, 24 (26): 4340-4346.

[17] CURTIN JA, FRIDLYAND J, KAGESHITA T, et al. Distinct sets of genetic alterations in melanoma. N Engl J Med, 2005, 353 (20): 2135-2147.

[18] KONG Y, SI L, ZHU Y, et al. Large-scale analysis of KIT aberrations in Chinese patients with Melanoma. Clin Cancer Res, 2011, 17 (7): 1684-1691.

[19] SI L, KONG Y, XU X, et al. Prevalence of BRAF V600E mutation in Chinese melanoma patients: large scale analysis of BRAF and NRAS mutations in a 432-case cohort. Eur J Cancer, 2012, 48 (1): 94-100.

2.2　影像诊断原则

目的	I 级专家推荐	II 级专家推荐	III 级专家推荐
筛查	全面的皮肤检查		
影像分期	区域淋巴结超声 胸部 CT 腹盆部超声、增强 CT 或 MRI 全身骨扫描 头颅增强 CT 或增强 MRI[1]	全身 PET-CT[2]	

除非特殊标注，上述证据级别均为 2A 类证据

【注释】

影像学检查有助于判断患者有无远处转移，以及协助术前评估（包括 X 线、超声等）。如原发灶侵犯较深，局部应行 CT、MRI 检查。

如临床怀疑区域淋巴结转移，建议首选淋巴结超声，淋巴结转移的超声表现特征：淋巴结呈类圆形，髓质消失，边缘型血流[3]。

参考文献

［1］XING Y, BRONSTEIN Y, ROSS MI, et al. Contemporary diagnostic imaging modalities for the staging and surveillance of melanoma patients: a meta-analysis. J Natl Cancer Inst, 2011, 103 (2): 129-142.

［2］CLARK PB, SOO V, KRAAS J, et al. Futility of fluorodeoxy F-18 positron emission tomography in initial evaluation of patients with T2 to T4 melanoma. Arch Surg, 2006, 141 (3): 284-288.

［3］VOIT C, VAN AKKOOI AC, SCHAFER-HESERBERG G, et al. Ultrasound morphology criteria predict metastatic disease of the sentinel nodes in patients with melanoma. J Clin Oncol, 2010, 28 (5): 847-852.

2.3 分期

原发肿瘤（T）分期		区域淋巴结（N）分期		远处转移（M）分期	
TX	原发肿瘤厚度无法评估	NX	区域淋巴结无法评估	M0	无远处转移证据
T0	无原发肿瘤证据	N0	无区域淋巴结转移证据		
Tis	原位癌				
T1	厚度 ≤ 1.0mm	N1	1个淋巴结或者无淋巴结转移但是出现以下转移：移行转移，卫星结节和 / 或微卫星转移	M1	有远处转移
T1a	厚度 <0.8mm 且无溃疡	N1a	1个临床隐匿淋巴结转移（镜下转移，例如经前哨淋巴结活检诊断）	M1a	转移至皮肤、软组织（包括肌肉）和 / 或非区域淋巴结转移
				M1a（0）	LDH 正常

原发肿瘤（T）分期	区域淋巴结（N）分期	远处转移（M）分期	
		M1a（1）	LDH 升高
T1b 厚度 <0.8mm 且有溃疡 0.8~1.0mm	N1b 1 个临床显性淋巴结转移	M1b	转移至肺伴或不伴 M1a 转移
		M1b（0）	LDH 正常
		M1b（1）	LDH 升高
	N1C 无区域淋巴结转移，但是出现以下转移：移行转移，卫星转移和 / 或微卫星转移	M1c	非中枢神经系统的其他内脏转移伴或不伴 M1a 或 M1b 转移
		M1c（0）	LDH 正常
		M1c（1）	LDH 升高
		M1d	转移至中枢神经系统伴或不伴 M1a 或 M1b 或 M1c 转移

原发肿瘤（T）分期		区域淋巴结（N）分期		远处转移（M）分期
				M1d（0） LDH 正常
				M1d（1） LDH 升高
T2	厚度 >1.0~2.0mm	N2	2~3 个淋巴结或 1 个淋巴结伴有移行转移，卫星转移和 / 或微卫星转移	
T2a	无溃疡	N2a	2~3 个临床隐匿淋巴结转移（镜下转移，例如经前哨淋巴结活检诊断）	
T2b	有溃疡	N2b	2~3 个淋巴结转移中至少 1 个临床显性淋巴结转移	

黑色素瘤的诊断原则

原发肿瘤（T）分期		区域淋巴结（N）分期		远处转移（M）分期
		N2C	至少 1 个淋巴结转移（临床显性或隐性）伴有移行转移，卫星转移和 / 或微卫星转移	
T3	厚度 >2.0~4.0mm	N3	4 个及以上淋巴结；或 2 个以上淋巴结伴有移行转移，卫星转移和 / 或微卫星转移；融合淋巴结无论是否伴有移行转移，卫星转移和 / 或微卫星转移	
T3a	无溃疡	N3a	4 个及以上临床隐匿淋巴结转移（镜下转移，例如经前哨淋巴结活检诊断）	

原发肿瘤（T）分期		区域淋巴结（N）分期		远处转移（M）分期
T3b	有溃疡	N3b	4个及以上淋巴结转移中至少1个临床显性淋巴结转移或可见融合淋巴结	
		N3C	2个及以上临床隐匿淋巴结转移或临床显性淋巴结转移伴/不伴融合淋巴结且伴有移行转移，卫星转移和/或微卫星转移	
T4	厚度 >4.0mm			
T4a	无溃疡			
T4b	有溃疡			

AJCC 第 8 版病理分期

	N0	N1a	N1b	N1c	N2a	N2b	N2c	N3a	N3b	N3c
Tis	0	–	–		–	–		–		
T0	–	–	ⅢB	ⅢB	–	ⅢC	ⅢC	–	ⅢC	ⅢC
T1a	I A	ⅢA	ⅢB	ⅢB	ⅢA	ⅢB	ⅢC	ⅢC	ⅢC	ⅢC
T1b	I B	ⅢA	ⅢB	ⅢB	ⅢA	ⅢB	ⅢC	ⅢC	ⅢC	ⅢC
T2a	I B	ⅢA	ⅢB	ⅢB	ⅢA	ⅢB	ⅢC	ⅢC	ⅢC	ⅢC
T2b	Ⅱ A	ⅢB	ⅢB	ⅢB	ⅢB	ⅢB	ⅢC	ⅢC	ⅢC	ⅢC
T3a	Ⅱ A	ⅢB	ⅢB	ⅢB	ⅢB	ⅢB	ⅢC	ⅢC	ⅢC	ⅢC
T3b	Ⅱ B	ⅢC	ⅢC	ⅢC	ⅢC	ⅢC	ⅢC	ⅢC	ⅢC	ⅢC
T4a	Ⅱ B	ⅢC	ⅢC	ⅢC	ⅢC	ⅢC	ⅢC	ⅢC	ⅢC	ⅢC
T4b	Ⅱ C	ⅢC	ⅢC	ⅢC	ⅢC	ⅢC	ⅢC	ⅢD	ⅢD	ⅢD
M1a	Ⅳ	Ⅳ	Ⅳ	Ⅳ	Ⅳ	Ⅳ	Ⅳ	Ⅳ	Ⅳ	Ⅳ
M1b	Ⅳ	Ⅳ	Ⅳ	Ⅳ	Ⅳ	Ⅳ	Ⅳ	Ⅳ	Ⅳ	Ⅳ
M1c	Ⅳ	Ⅳ	Ⅳ	Ⅳ	Ⅳ	Ⅳ	Ⅳ	Ⅳ	Ⅳ	Ⅳ

3 皮肤黑色素瘤的治疗原则

3.1 皮肤黑色素瘤的手术治疗原则

3.1.1 0 期、ⅠA、ⅠB 期黑色素瘤的治疗

分期	分层	Ⅰ级专家推荐	Ⅱ级专家推荐	Ⅲ级专家推荐
0 期	原位癌	手术切除，无需辅助治疗，切缘 0.5~1cm		慢 Mohs 显微描记手术
ⅠA 期	厚度 <0.8mm	手术切除，无需辅助治疗，切缘 1cm（1 类证据）		
ⅠA 期	0. 8mm ≤ 厚度 <1mm，且合并危险因素	手术切除，无需辅助治疗，切缘 1cm（1 类证据）	原发灶手术 ± 前哨淋巴结活检	
ⅠB 期	T1b	原发灶手术前哨淋巴结活检，切缘 1cm（1 类证据）		
ⅠB 期	T2a	原发灶手术 + 前哨淋巴结活检，切缘 1~2cm（1 类证据）		

除非特殊标注，上述证据级别均为 2A 类证据

如有合适的临床研究，仍推荐选用临床研究。

【注释】

a. 外科切缘是指外科医师进行手术时测量到的临床切缘，而不是病理医师测量的大体或病理切缘。可根据患者具体的原发病灶解剖结构和功能对切缘进行调整[1-7]。通常需要根据活检病理报告的厚度来决定进一步扩大切除的切缘。对于活检病理未能报告明确深度，或病灶巨大的患者，可考虑直接扩大切除 2cm。

b. 对于面积较大的原位癌，如雀斑痣样黑色素瘤，可能需要大于 0.5cm 的切缘才能保证完整切除[8]。皮肤科的慢 Mohs 显微描记手术对于部分原位癌切除有帮助[9]。对于部分切缘阳性无法手术的患者，可行咪喹莫特外敷或局部放疗（2 类证据）。

c. 外科手术标准：皮肤黑色素瘤的切除要求完整切除皮肤以及深达肌筋膜的皮下组织。对于 T1 及部分 T2 病变，局部复发与 8mm 距离相关，1cm 切缘能降低复发率[10-11]，厚度 >2mm 的肿瘤，1cm 的切缘是不够的，需要达到 2cm[9-12]。通常无需切除筋膜，但对浸润较深的原发灶（>4mm）可考虑切除筋膜[13]。

d. 危险因素包括溃疡、高有丝分裂率及淋巴与血管侵犯等[14-15]。

e. 前哨淋巴结活检是病理分期评估区域淋巴结是否转移的手段。肿瘤厚度 >1mm 推荐行前哨淋巴结活检。通常不推荐对原发肿瘤厚度 ≤ 0.8mm 的患者行前哨淋巴结活检，传统的危险因素，例如溃疡、高有丝分裂率及淋巴与血管侵犯在这些患者前哨淋巴结活检中的指导意义有限。这些危险因素一旦出现，是否行前哨淋巴结活检需考虑患者的个人意愿。病灶厚度为 0.8~1.0mm 的可结合临床考虑行前哨淋巴结活检[16-19]。鉴于我国皮肤黑色素瘤的溃疡发生率高达 60% 以上[20]，且伴有溃疡发生的皮肤黑色素瘤预后较差，故当活检技术或病理检测技术受限从而无法获得可靠的浸润深度时，合并溃疡的患者均推荐 SLNB。SLNB 有助于准确获得 N 分期，提高患者的无复发生存率，但对总生存期无影响[21]。前哨淋巴结内低肿瘤负荷（前哨淋巴结的转移灶直径<0.1mm）的患者无需接受扩大淋巴结清扫[22]。

    f. 针对皮肤切缘和早期黑色素瘤，不推荐冰冻病理。

参考文献

[1] CASCINELLI N. Margin of resection in the management of primary melanoma. Semin Surg Oncol, 1998, 14 (4): 272-275.

[2] COHN-CEDERMARK G, RUTQVIST LE, ANDERSSON R, et al. Long term results of a randomized study by the Swedish Melanoma Study Group on 2-cm versus 5-cm resection margins for patients with cutaneous melanoma with a tumor thickness of 0. 8-2. 0 mm. Cancer, 2000, 89 (7): 1495-1501.

[3] KHAYAT D, RIXE O, MARTIN G, et al. Surgical margins in cutaneous melanoma (2cm versus 5cm for lesions measuring less than 2. 1-mm thick). Cancer, 2003, 97 (8): 1941-1946.

[4] BALCH CM, SOONG SJ, SMITH T, et al. Long-term results of a prospective surgical trial com-

paring 2 cm vs. 4 cm excision margins for 740 patients with 1-4 mm melanomas. Ann Surg Oncol, 2001, 8 (2): 101-108.

[5] THOMAS JM, NEWTON-BISHOP J, A'HERN R, et al. Excision margins in high-risk malignant melanoma. N Engl J Med, 2004, 350 (8): 757-766.

[6] GILLGREN P, DRZEWIECKI KT, NIIN M, et al. 2-cm versus 4-cm surgical excision margins for primary cutaneous melanoma thicker than 2 mm: a randomised, multicentre trial. Lancet, 2011, 378 (9803): 1635-1642.

[7] MONCRIEFF MD, GYORKI D, SAW R, et al. 1 versus 2-cm excision margins for pt2-pt4 primary cutaneous melanoma (melmart): A feasibility study. Ann Surg Oncol, 2018, 25 (9): 2541-2549.

[8] WELCH A, REID T, KNOX J, et al. Excision of melanoma in situ on nonchronically sun-exposed skin using 5-mm surgical margins. J Am Acad Dermatol, 2014, 71 (4): 834-835.

[9] STIGALL LE, BRODLAND DG, ZITELLI JA. The use of mohs micrographic surgery (mms) for melanoma in situ (mis) of the trunk and proximal extremities. J Am Acad Dermatol, 2016, 75 (5): 1015-1021.

[10] MACKENZIE ROSS AD, HAYDU LE, QUINN MJ, et al. The association between excision margins and local recurrence in 11, 290 thin (t1) primary cutaneous melanomas: A case-control study. Ann Surg Oncol, 2016, 23 (4): 1082-1089.

[11] HAYDU LE, STOLLMAN JT, SCOLYER RA, et al. Minimum safe pathologic excision margins for

primary cutaneous melanomas (1-2 mm in thickness): Analysis of 2131 patients treated at a single center. Ann Surg Oncol, 2016, 23 (4): 1071-1081.

[12] HUNGER RE, ANGERMEIER S, SEYED JAFARI SM, et al. A retrospective study of 1-versus 2-cm excision margins for cutaneous malignant melanomas thicker than 2 mm. J Am Acad Dermatol, 2015, 72 (6): 1054-1059.

[13] KIMBROUGH CW, MCMASTERS KM, DAVIS EG. Principles of surgical treatment of malignant melanoma. Surg Clin North Am, 2014, 94 (5): 973-988, vii.

[14] MITTELDORF C, BERTSCH HP, JUNG K, et al. Sentinel node biopsy improves prognostic stratification in patients with thin (pT1) melanomas and an additional risk factor. Ann Surg Oncol, 2014, 21 (7): 2252-2258.

[15] WONG SL, BRADY MS, BUSAM KJ, et al. Results of sentinel lymph node biopsy in patients with thin melanoma. Ann Surg Oncol, 2006, 13 (3): 302-309.

[16] TESTORI A, MOZZIUO N. Surgical techniques of melanoma and sentinel node biopsy. Semin Oncol, 2002, 29 (4): 325-328.

[17] MOCELLIN S, HOON DS, PILATI P, et al. Sentinel lymph node molecular ultrastaging in patients with melanoma: a systematic review and meta-analysis of prognosis. J Clin Oncol, 2007, 25 (12): 1588-1595.

[18] DONALD L. M, THOMPSON JF, ALISTAIR JC, et al. Sentinel-node biopsy or nodal observation in

melanoma. N Engl J Med, 2006, 355: 1307-1317.

[19] MORTON DL, THOMPSON JF, COCHRAN AJ, et al. Final trial report of sentinel-node biopsy versus nodal observation in melanoma. N Engl J Med, 2014, 370: 599-609.

[20] CHI Z, LI S, SHENG X, et al. Clinical presentation, histology, and prognoses of malignant melanoma in ethnic Chinese: A study of 522 consecutive cases. BMC Cancer, 2011, 11: 85.

[21] MORTON DL, THOMPSON JF, COCHRAN AJ, et al. Final trial report of sentinel-node biopsy versus nodal observation in melanoma. N Engl J Med, 2014, 370 (7) : 599-609.

[22] VAN DER PLOEG AP, VAN AKKOOI AC, RUTKOWSKI P, et al. Prognosis in patients with sentinel node-positive melanoma is accurately defined by the combined Rotterdam tumor load and Dewar topography criteria. J Clin Oncol, 2011, 29 (16): 2206-2214.

3.1.2　ⅡA、ⅡB 期黑色素瘤的治疗

分期	分层	Ⅰ级专家推荐	Ⅱ级专家推荐	Ⅲ级专家推荐
ⅡA 期	T2b	原发灶手术＋前哨淋巴结活检，无需辅助治疗，切缘 1~2cm（1 类证据）		
ⅡA 期	T3a	原发灶手术＋前哨淋巴结活检，无需辅助治疗，切缘 2cm（1 类证据）		
ⅡB、ⅡC 期		原发灶手术＋前哨淋巴结活检，切缘 2cm（1 类证据）		

　　除非特殊标注，上述证据级别均为 2A 类证据

　　如有合适的临床研究，仍推荐选用临床研究。

3.1.3 Ⅲ期黑色素瘤的外科治疗

临床分期	分层	Ⅰ级专家推荐	Ⅱ级专家推荐	Ⅲ级专家推荐
ⅢA、ⅢB、ⅢC	经前哨淋巴结证实的淋巴结微转移	原发病灶扩大切除	区域淋巴结清扫或者区域淋巴结的密切监测	
Ⅲ期	淋巴结存在临床或影像学体转移	原发病灶扩大切除 + 区域淋巴结清扫		
Ⅲ期	卫星结节 / 移行转移灶（可切除）	原发病灶扩大切除 + 移行转移 / 卫星结节切除	前哨淋巴结活检	其他转移灶瘤内局部治疗
Ⅲ期	无法手术	参见Ⅳ期系统性治疗	区域淋巴结清扫 + 隔离肢体灌注或者隔离肢体输注或者溶瘤病毒瘤内注射	其他转移灶瘤内局部治疗

除非特殊标注，上述证据级别均为 2A 类证据

如有合适的临床研究，仍推荐选用临床研究。

【注释】

a. 对于前哨淋巴结阳性的ⅢA~ⅢC患者的区域淋巴结处理：

以往所有经前哨淋巴结活检（SLNB）证实区域淋巴结存在微转移的患者，都被推荐行即刻的区域淋巴结清扫术（CLND）。预测非前哨淋巴结存在转移风险的因素包括前哨淋巴结内的转移负荷、前哨淋巴结阳性的数目以及原发灶的浸润深度和溃疡情况。

但最新的两项Ⅲ期多中心随机对照临床研究，DeCOG-SLT研究和MSLT-Ⅱ临床研究的结果显示，对于前哨淋巴结微转移的患者，即刻的CLND与观察组相比，并未能改善患者的总生存时间，在无复发生存时间方面的获益也存在争议[1-2]。故目前对于经SLNB证实区域淋巴结微转移的Ⅲ期患者，可考虑行即刻清扫，亦可行区域淋巴结的密切监测。监测内容至少包括每3~6个月的区域淋巴结超声检查，可具体根据预测淋巴结复发的风险而定。

中国患者的原发病灶Breslow平均浸润深度较深，故前哨淋巴结的阳性率及清扫后非前哨淋巴结的阳性率都较欧美的数据高，为28%~30%。故对于中国患者前哨淋巴结阳性后，是否可以摒弃区域淋巴结清扫尚存在争议，特别对于Breslow浸润深度厚和存在溃疡的患者，临床应谨慎处理。

b. 淋巴结清扫原则[3]

（1）区域淋巴结须充分清扫。

（2）受累淋巴结基部须完全切除。

（3）通常来说，各部位清扫的淋巴结个数应达到一定数目：腹股沟 ≥ 10 个，腋窝 ≥ 15 个，颈部 ≥ 15 个。

（4）在腹股沟区，若临床发现有髂窝淋巴结转移迹象淋巴结，或腹股沟淋巴结转移数 ≥ 3 个，可考虑行预防性的髂窝和闭孔区淋巴结清扫。

（5）如果盆腔 CT 检查证实存在转移，或证实 Cloquet（股管）淋巴结转移，推荐行髂窝和闭孔区淋巴结清扫。

（6）对于头颈部原发皮肤黑色素瘤的患者，若存在腮腺淋巴结显性或微转移，都建议在颈部引流区域淋巴结清扫的同时，行浅表腮腺切除术。

（7）如受客观条件所限仅行转移淋巴结切除，需采用淋巴结超声或 CT、MRI 严密监测淋巴结复发情况。

c. 对于存在临界可切除的区域淋巴结转移，或术后具有高复发风险性的患者，可考虑推荐参加新辅助治疗研究。已有相关的 Ⅰ 期和 Ⅱ 期临床研究证实，免疫或靶向的新辅助研究能够使部分患者疾病降期，甚至出现病理完全缓解，期望能提高手术切除率和延长无病生存和总生存。[4-5]

d. 移行转移（in-transit metastasis）指原发病灶（周围直径 2cm 以外）与区域淋巴结之间，通过淋巴管转移的皮肤、皮下或软组织转移结节。

e. 卫星灶（satellite）指在原发病灶周围直径 2cm 内发生的转移结节。

f. 对于孤立性的可切除的移行转移，若能根治性切除原发病灶和转移灶，且区域淋巴结无显性临床转移证据时，则同样推荐行前哨淋巴结活检。

g. 隔离热灌注化疗（ILP）和隔离热输注化疗（ILI）主要用于肢体移行转移的治疗。ILI 是一种无氧合、低流量输注化疗药物的局部治疗手段，通过介入动静脉插管来建立化疗通路输注美法仑（马法兰）。有研究称Ⅲ期 MM 有效率约 80%，CR 率达 31%~63%[6-8]。

h. 瘤体内药物注射：其作用机制为局部消融肿瘤和诱导全身抗肿瘤免疫。

i. T-VEC 溶瘤病毒瘤内注射治疗：T-VEC 为 HSV-1 衍生的溶瘤免疫治疗药物，已被美国 FDA 批准用于治疗黑色素瘤，并可诱导远处部位肿瘤细胞死亡。最新的研究报道，对部分无法切除的转移性黑色素瘤，T-VEC 瘤内注射持续超过 6 个月的有效率约为 16%，其有效性在 AJCC 第 7 版的ⅢB 和ⅢC 中被证实，特别是对于初治的患者[9]。

j. 其他的转移灶的局部治疗还包括射频消融、PV-10、BCG、IFN 或 IL-2 的瘤内注射。

k. 系统性治疗参见Ⅳ期。

l. 原发灶切缘参见附录 1。

参考文献

［1］LEITER U, STADLER R, MAUCH C, et al. Complete lymph node dissection versus no dissection in patients with sentinel lymph node biopsy positive melanoma (DeCOG-SLT): a multicentre, randomised, phase 3 trial. Lancet Oncol, 2016, 17: 757-767.

［2］FARIES MB, THOMPSON JF, COCHRAN AJ, et al. Completion dissection or observation for sentinel-node metastasis in melanoma. N Engl J Med, 2017, 376: 2211-2222.

[3] KIMBROUGH CW, MCMASTERS KM, DAVIS EG. Principles of surgical treatment of malignant melanoma. Surg Clin North Am, 2014, 94 (5): 973-988, vii.

[4] AMARIA RN, PRIETO PA, TETZLAFF MT, et al. Neoadjuvant plus adjuvant dabrafenib and trametinib versus standard of care in patients with high-risk surgically resectable melanoma: a single-centre, open-label, randomised phase 2 trial. Lancet Oncol, 2018, 19 (2): 181-193.

[5] THOMPSON JF, HUNT JA, SHANNON KF, et al. Frequency and duration of remission after isolated limb perfusion for melanoma. Arch Surg, 1998, 132 (8): 903-907.

[6] BLANK CU, ROZEMAN EA, FANCHI LF, et al. Neoadjuvant versus adjuvant ipilimumab plus nivolumab in macroscopic stage III melanoma. Nat Med, 2018, 24: 1655-1661.

[7] BEASLEY GM, CAUDLE A, PETERSEN RP, et al. A multi-institutional experience of solated limb infusion: defining response and toxicity in the US. J Am Coll Surg, 2009, 208 (5): 706-715, discussion 715-717.

[8] BOESCH CE, MEYER T, WASCHKE L, et al. Long-term outcome of hyperthermic isolated limb perfusion (HILP) in the treatment of locoregionally metastasized malignant melanoma of the extremities. Int J Hyperthermia, 2010, 26 (1): 16-20.

[9] ANDTBACKA RH, KAUFMAN HL, COLLICHIO F, et al. Talimogene laherparepvec improves durable response rate in patients with advanced melanoma. J Clin Oncol, 2015, 33: 2780-2788.

3.1.4 可完全切除的Ⅳ期黑色素瘤的治疗

分期	分层	Ⅰ级专家推荐	Ⅱ级专家推荐	Ⅲ级专家推荐
Ⅳ期	单个或多个转移病灶可完全切除	原发灶切除+转移灶完整切除		

除非特殊标注，上述证据级别均为 2A 类证据。

如有合适的临床研究，仍推荐选用临床研究。

【注释】

a. 转移灶切除应符合 R0 切除的原则[1]。如有残余病灶，则应按不可切除的Ⅳ期对待。原发灶切缘参见附录 1。

参考文献

［1］KIMBROUGH CW, MCMASTERS KM, DAVIS EG. Principles of surgical treatment of malignant melanoma. Surg Clin North Am, 2014, 94 (5): 973-988, vii.

[2] WEI IH, HEALY MA, WONG SL. Surgical treatment options for stage IV melanoma. Surg Clin North Am, 2014, 94 (5): 1075-1089, ix.

[3] KOLAR GR, MILLER-THOMAS MM, SCHMIDT RE, et al. Neoadjuvant treatment of a solitary melanoma brain metastasis with vemurafenib. J Clin Oncol, 2013, 31 (3): e40-43.

附录1 手术切缘

肿瘤厚度	临床推荐切除边缘
原位癌	0.5~1cm
1.01~2mm	1.0~2.0cm（1类证据）
2.01~4mm	2.0cm（1类证据）
>4mm	2.0cm（1类证据）

3.2 皮肤黑色素瘤的辅助治疗原则

3.2.1 皮肤黑色素瘤的系统辅助治疗

病理分期	分层	I 级专家推荐	II 级专家推荐	III 级专家推荐
0 期	原位癌	观察		
I A 期	厚度 ≤ 0.8mm	观察		
I A 期	0.8mm< 厚度 <1mm，且合并危险因素	观察		
I B 期	T1b	观察或临床试验		
I B 期	T2a	观察或临床试验		
II A 期	T2b	观察或临床试验		
II A 期	T3a	观察或临床试验		
II B、II C 期		高剂量干扰素 α-2b × 1 年 [a] 或 观察 或 临床试验	II C 期携带 BRAF V600 突变：BRAF 抑制剂单药 [e] 1 年	

病理分期	分层	I级专家推荐	II级专家推荐	III级专家推荐
IIIA、IIIB、IIIC、IIID期	可切除的淋巴结转移、移行转移或卫星灶	PD-1单抗1年（1类证据）[c, d]或III期携带BRAF V600突变：BRAF抑制剂+MEK抑制剂（1类证据）[f]或观察或临床试验	高剂量干扰素[a] α-2b×1年 IIIA、IIIB期携带BRAF V600突变：BRAF抑制剂单药[e] 1年	CTLA-4单抗[b] 3年 淋巴结区辅助放疗
IV期	单个转移病灶或多个转移病灶可完全切除	PD-1单抗1年（1类证据）[d]		

除非特殊标注，上述证据级别均为2A类证据。

【注释】

a. 对于IIB~III期的高危黑色素瘤患者，推荐大剂量干扰素辅助治疗。多项临床研究证实大剂量干扰素α-2b能延长患者的无复发生存期，但并未显著改善总生存[1-3]。大型Meta分析同样证实上述观点[4]。而目前干扰素的给药剂型、最优剂量和给药时间仍在探讨中[5-11]，长期随访数据提示[12]，并不是所有患者获益，存在溃疡 II B~ III 的患者，大剂量干扰素辅助治疗能降低无复发生成和无远处转移风险。长效干扰素（PEG-IFN）方面，EORTC18991[13, 14] 是迄今为止使用 PEG-IFN 辅助治疗 III 期患者的最大型研究，该研究显示长效干扰素在 RFS 方面有明显优势（*P*=0.05），但对于 DMFS 和 OS 无差别，亚组分析表明，显微镜下淋巴结转移患者以及原发肿瘤有溃疡的患者在 RFS、OS 和 DMFS 方面有最大的获益。FDA 于 2011 年批准了长效干扰素治疗高危III期术后黑色素瘤。但由于长效干扰素国内并没有成熟的临床研究数据，所以本指南不做推荐。

b. 2015 年 10 月美国 FDA 批准 CTLA-4 单抗伊匹木单抗（ipilimumab）用于 III 期黑色素瘤术后的辅助治疗，该III期随机对照研究（NCT00636168）纳入 III 期皮肤恶性黑色素瘤完全切除术后的患者[15]，随机分为伊匹木单抗组和安慰剂对照组，伊匹木单抗组 5 年的无复发生存率是 40.8%，安慰剂组是 30.3%。伊匹木单抗组 5 年的总生存率是 65.4%，安慰剂组是 54.4%。亚组分析显示，伊匹木单抗组可显著提高原发灶溃疡以及淋巴结微小转移合并原发灶溃疡（相当于部分III A 和III B 期）患者或大于 3 个淋巴结受累的III C 期患者的生存时间。但伊匹木单抗组免疫相关的 3/4 级不良事件的发生率是 41.6%，而在安慰剂对照组是 2.7%。伊匹木单抗组中 52% 的患者由于不良反应中断，5 名患者（1.1%）死于免疫相关的不良事件。目前该药物国内尚未上市，且缺乏与干扰素的直接对照。同时鉴于 10mg/kg 剂量的高毒性反应及副作用，2019 年 NCCN 并未将其纳入辅助治疗方案。

c. 2017 年 12 月，美国 FDA 批准 PD-1 抑制剂纳武利尤单抗（nivolumab）作为ⅢB、ⅢC 或者Ⅳ期完全切除的皮肤黑色素瘤患者术后的单药辅助治疗。该获批是基于 CheckMate 238 Ⅲ随机对照研究[16]，该研究对比纳武利尤单抗（3mg/kg）与伊匹木单抗（10mg/kg）在ⅢB、ⅢC、Ⅳ期黑色素瘤患者的术后辅助治疗，12 个月的 RFS 率分别为 70.5% 和 60.8%，纳武利尤单抗组复发或死亡风险较伊匹木单抗组下降 35%（HR：0.65，P<0.001）；而纳武利尤单抗组 3~4 级不良反应发生率只有 14.4%，显著低于伊匹木单抗组的 45.9%。

d. 2017 年 2 月 19 日，FDA 批准帕博利珠单抗（pembrolizumab）用于高风险Ⅲ期黑色素瘤手术完全切除患者的辅助治疗。这一获批是基于大型 3 期临床研究 KEYNOTE-054 数据[17]。该研究纳入完全切除的Ⅲ期患者（包括ⅢA、ⅢB、ⅢC 淋巴结转移 1~3 个以及ⅢC 淋巴结转移超过 4 个），结果提示与安慰剂相比，帕博利珠单抗辅助治疗 1 年能显著延长患者的无复发生存期。帕博利珠单抗组 1 年无复发生存率为 75.4%，安慰剂组为 61%，无复发风险下降 43%。

e. 对于ⅡC、ⅢA、ⅢB 期的患者，可以选择维莫非尼（vemurafenib）单药辅助治疗，BRIM8 研究[18]是维莫非尼单药辅助治疗的随机、双盲、安慰剂对照Ⅲ期临床研究。入组患者为ⅡC~ⅢC 期术后 BRAF V600 突变的黑色素瘤患者，结果显示在ⅡC~ⅢB 期患者中，安慰剂组中位 DFS 为 36.9 个月，而维莫非尼组尚未达到，维莫非尼可降低 46% 的复发转移风险，但上述获益未在ⅢC 期患者中观察到。

f. 基于 COMBI-AD 临床研究[19, 20]结果，2018 年 4 月 30 日，美国 FDA 批准 dabrafenib 联合

trametinib 用于 BRAF V600 突变的 III 期黑色素瘤患者的术后辅助治疗。该研究对比 dabrafenib 联合 trametinib 和安慰剂在 III 期黑色素瘤患者的术后辅助治疗的疗效，与安慰剂组相比，联合治疗组疾病复发或死亡风险显著降低 53%，安慰剂组中位 RFS16.6 个月，而联合治疗组尚未达到；安慰剂组 3 年、4 年无复发生存率分别为 40% 和 38%，联合治疗组分别为 59% 和 54%。联合治疗在所有患者亚组均表现出了 RFS 治疗受益。

3.2.2 淋巴结辅助放疗原则

辅助放疗可提高局部控制力，但未能改善无复发生存时间或总生存时间，可能增加不良反应（水肿、皮肤、皮下组织纤维化、疼痛等）。仅推荐用于以控制局部复发为首要目的的患者，或在无法进行全身性辅助治疗的患者中作为备选。淋巴结区复发的高危因素包括：临床显性淋巴结转移的囊外侵犯（肉眼或镜下）；腮腺受累淋巴结 ≥ 1 个；颈部或腋窝受累淋巴结 ≥ 2 个，腹股沟受累淋巴结 ≥ 3 个，颈部或腋窝淋巴结 ≥ 3cm，和 / 或腹股沟淋巴结 ≥ 4cm[21-22]（2B 类证据）。目前缺乏中国循证医学证据。

目前尚未建立统一的放疗剂量，常用剂量包括：

◆ 50~66Gy/25~33Fxs/5~7 周

◆ 48Gy/20Fxs/ 连续 4 周

◆ 30Gy/5Fxs/2 周（每周两次或隔天一次）

应由有经验的放射肿瘤医师来确定淋巴结辅助外照射治疗的最佳方案。较新的放射治疗方式，例如 IMRT 或容积调强技术（VMAT）可降低淋巴结辅助放疗的毒性风险，并应在适当可行时加以考虑。

附录 2　皮肤黑色素瘤常用的术后辅助治疗方案

大剂量干扰素 α-2b：

剂量 1 500 万 IU/（$m^2 \cdot d$）× 4w+900 万 IU tiw × 48w 治疗 1 年。

因既往临床研究中采用的甘乐能停产，国产干扰素建议等量应用。根据说明书给予皮下或肌内注射

帕博利珠单抗的单药方案：

200mg 或 2mg/kg q3w，治疗 1 年。

纳武利尤单抗的单药方案：

3mg/kg q2w，治疗 1 年。

dabrafenib 联合 trametinib 方案：

dabrafenib（150mg，每日 2 次），trametinib（2mg，每日 1 次），治疗 1 年。

维莫非尼的单药方案：

960mg，每日 2 次，治疗 1 年。

伊匹木单抗方案:

10mg/kg q3w ×4 次, 序贯 10mg/kg q12w 治疗 3 年。

参考文献

［1］ KIRKWOOD J M, IBRAHIM J G, SOSMAN J A, et al. High-dose interferon alfa-2b significantly prolongs relapse-free and overall survival compared with the GM2-KLH/QS-21 vaccine in patients with resected stage ⅡB-Ⅲ melanoma: results of intergroup trial E1694/S9512/C509801. J Clin Oncol, 2001, 19 (9): 2370-2380.

［2］ KIRKWOOD J M, IBRAHIM J G, SONDAK V K, et al. High-and low-dose interferon alfa-2b in high-risk melanoma: first analysis of intergroup trial E1690/S9111/C9190. J Clin Oncol, 2000, 18 (12): 2444-2458.

［3］ KIRKWOOD J M, STRAWDERMAN M H, ERNSTOFF M S, et al. Interferon alfa-2b adjuvant therapy of high-risk resected cutaneous melanoma: the Eastern Cooperative Oncology Group Trial EST 1684. J Clin Oncol, 1996, 14 (1): 7-17.

［4］ MOCELLIN S, PASQUALI S, ROSSI C R, et al. Interferon alpha adjuvant therapy in patients with high-risk melanoma: a systematic review and meta-analysis. J Natl Cancer Inst, 2010, 102 (7):

493-501.

[5] PECTASIDES D, DAFNI U, BAFALOUKOS D, et al. Randomized phase Ⅲ study of 1 month versus 1 year of adjuvant high-dose interferon alfa-2b in patients with resected high-risk melanoma. J Clin Oncol, 2009, 27 (6): 939-944.

[6] CASCINELLI N, BUFALINO R, MORABITO A, et al. Results of adjuvant interferon study in WHO melanoma programme. Lancet, 1994, 343 (8902): 913-914.

[7] HAUSCHILD A, WEICHENTHAL M, RASS K, et al. Efficacy of low-dose interferon{alpha}2a 18 versus 60 months of treatment in patients with primary melanoma of ⩾ 1.5 mm tumor thickness: results of a randomized phase Ⅲ DeCOG trial. J Clin Oncol, 2010, 28 (5): 841-846.

[8] EGGERMONT A M, SUCIU S, MACKIE R, et al. Post-surgery adjuvant therapy with intermediate doses of interferon alfa 2b versus observation in patients with stage Ⅱ b/ Ⅲ melanoma (EORTC 18952): randomised controlled trial. Lancet, 2005, 366 (9492): 1189-1196.

[9] EGGERMONT A M, SUCIU S, SANTINAMI M, et al. Adjuvant therapy with pegylated interferon alfa-2b versus observation alone in resected stage Ⅲ melanoma: final results of EORTC 18991, a randomised phase Ⅲ trial. Lancet, 2008, 372 (9633): 117-126.

[10] MAO L, SI L, CHI Z, et al. A randomised phase Ⅱ trial of 1 month versus 1 year of adjuvant high-dose interferon alpha-2b in high-risk acral melanoma patients. Eur J Cancer, 2011, 47 (10): 1498-1503.

[11] AGARWALA S S, LEE S J, YIP W, et al. Phase III randomized study of 4 weeks of high-dose inter-feron-alpha-2b in stage T2bNO, T3a-bNO, T4a-bNO, and T1-4N1a-2a (microscopic) melanoma: A trial of the Eastern Cooperative Oncology Group-American College of Radiology Imaging Net-work Cancer Research Group (E1697) . J Clin Oncol, 2017, 35 (8): 885-892.

[12] EGGERMONT A M, SUCIU S, RUTKOWSKI P, et al. Long term follow up of the EORTC 18952 trial of adjuvant therapy in resected stage II B- III cutaneous melanoma patients comparing interme-diate doses of interferon-alpha-2b (IFN) with observation: Ulceration of primary is key determinant for IFN-sensitivity. Eur J Cancer, 2016, 55: 111-121.

[13] EGGERMONT A M, SUCIU S, SANTINAMI M, et al. Adjuvant therapy with pegylated interferon alfa-2b versus observation alone in resected stage III melanoma: final results of EORTC 18991, a ran-domised phase III trial. Lancet, 2008, 372 (9633): 117-126.

[14] EGGERMONT A M, SUCIU S, TESTORI A, et al. Long-term results of the randomized phase III trial EORTC 18991 of adjuvant therapy with pegylated interferon alfa-2b versus observation in resected stage III melanoma. J Clin Oncol, 2012, 30 (31): 3810-3818.

[15] EGGERMONT A M, CHIARION-SILENI V, GROB J J, et al. Prolonged survival in stage III mela-noma with ipilimumab adjuvant therapy. N Engl J Med, 2016, 375 (19): 1845-1855.

[16] WEBER J, MANDALA M, DEL V M, et al. Adjuvant nivolumab versus ipilimumab in resected stage III or IV melanoma. N Engl J Med, 2017, 377 (19): 1824-1835.

[17] EGGERMONT A, BLANK C U, MANDALA M, et al. Adjuvant pembrolizumab versus placebo in resected stage Ⅲ melanoma. N Engl J Med, 2018, 378 (19): 1789-1801.

[18] MAIO M, LEWIS K, DEMIDOV L, et al. Adjuvant vemurafenib in resected, BRAF (V600) mutation-positive melanoma (BRIM8): a randomised, double-blind, placebo-controlled, multicentre, phase 3 trial. Lancet Oncol, 2018, 19 (4): 510-520.

[19] HAUSCHILD A, DUMMER R, SCHADENDORF D, et al. Longer follow-up confirms relapse-free survival benefit with adjuvant dabrafenib plus trametinib in patients with resected BRAF V600-mutant stage Ⅲ melanoma. J Clin Oncol, 2018: O1801219.

[20] LONG G V, HAUSCHILD A, SANTINAMI M, et al. Adjuvant dabrafenib plus trametinib in stage Ⅲ BRAF-mutated melanoma. N Engl J Med, 2017, 377 (19): 1813-1823.

[21] BURMEISTER BH, HENDERSON MA, AINSLIE J, et al. Adjuvant radiotherapy versus observation alone for patients at risk of lymph-node field relapse after therapeutic lymphadenectomy for melanoma: a randomised trial. Lancet Oncol, 2012, 13 (6): 589-597.

[22] HENDERSON MA, BURMEISTER BH, AINSLIE J, et al. Adjuvant lymph-node field radiotherapy versus observation only in patients with melanoma at high risk of further lymph-node field relapse after lymphadenectomy (ANZMTG 01. 02/TROG 02. 01): 6-year follow-up of a phase 4. Randomised controlled trial. Lancet Oncol, 2015, 16 (9): 1049-1060.

3.3 皮肤黑色素瘤的晚期治疗原则

3.3.1 无脑转移患者的治疗

分期	分层	I 级专家推荐	II 级专家推荐	III 级专家推荐
转移性或不可切除 III 或 IV 期患者的治疗	一线	PD-1 单抗单药（1 类证据）[1-3] 如携带 BRAF V600 突变：BRAF 抑制剂 +MEK 抑制剂（1 类证据）[4] 或 达卡巴嗪 / 替莫唑胺[5] ± 铂类 ± 恩度[6]	PD-1 单抗 +CTLA-4 单抗（1 类证据）[7, 8] 如携带 BRAF V600 突变：BRAF 抑制剂单药[9] 如肿瘤负荷偏大或减瘤为首要目的：紫杉醇 / 白蛋白紫杉醇 ± 铂类 ± 抗血管药物[10-12] 如携带 KIT 突变：KIT 抑制剂[13-15]	一般状况较差的患者可考虑采用最佳支持治疗
	二线	与一线治疗不同的药物治疗 紫杉醇 / 白蛋白紫杉醇 ± 铂类 ± 抗血管药物[10-12] 若急需减瘤，二线首选靶向药物或化疗联合方案 福莫司汀[16]		CTLA-4 单抗 + 溶瘤病毒瘤内注射（2B 类证据）[17]

【注释】

　　除非特殊标注，上述证据级别均为 2A 类证据。

　　如有合适的临床研究，仍推荐选用临床研究。

　　应用于晚期黑色素瘤的化疗药物主要包括达卡巴嗪、替莫唑胺、紫杉醇、白蛋白紫杉醇、顺铂/卡铂、福莫司汀。具体可参见参考文献。

　　中国黑色素瘤患者的 *BRAF* 突变率为 20%~25%，针对 *BRAF V600* 突变的患者，国内于 2017 年 3 月 22 日批准 BRAF 抑制剂维莫非尼上市，于 2019 年 12 月 18 日批准 BRAF 抑制剂联合 MEK 抑制剂达拉非尼 + 曲美替尼（dabrafenib+trematinib）上市。BRAF 抑制剂 ±MEK 抑制剂有效率超过 60%[4]。中国黑色素瘤患者的 *KIT* 突变率约为 10%，针对 *KIT* 突变的患者，国内目前获批的药物包括伊马替尼、尼罗替尼。

　　美国默沙东研制开发的抗 PD-1 受体的帕博利珠单抗（商品名：可瑞达）于 2018 年 7 月 25 日获国家药品监督管理局批准在中国大陆上市，用于不可切除或转移性黑色素瘤的二线治疗[19]。我国君实生物研制开发的抗 PD-1 受体的特瑞普利单抗（商品名：拓益）于 2018 年 12 月 17 日被国家药品监督管理局批准上市，用于治疗既往接受全身系统治疗失败的不可切除或转移性黑色素瘤患者[20]。其他二线治疗选择包括纳武利尤单抗、纳武利尤单抗 + 伊匹木单抗联合治疗、伊匹木单抗单药或伊匹木单抗联合溶瘤病毒局部注射，国外已获批用于黑色素瘤的治疗，但国内尚未获批。纳武利尤单抗 + 伊匹木单抗联合治疗有效率高，但毒性反应及副反应较大，临床需谨慎使用，需等待中国临床研究数据。

一般状况较差（PS 评分 3~4）的患者应采用最佳支持治疗。

参考文献

［1］ROBERT C, RIBAS A, WOLCHOK JD, et al. Anti-programmed-death-receptor-1 treatment with pembrolizumab in ipilimumabrefractory advanced melanoma: a randomised dose-comparison cohort of a phase 1 trial. Lancet, 2014, 384 (9948): 1109-1117.

［2］ROBERT C, LONG GV, BRADY B, et al. Nivolumab in previously untreated melanoma without BRAF mutation. N Engl J Med, 2015, 372 (4): 320-330.

［3］ROBERT C, SCHACHTER J, LONG GV, et al. Pembrolizumab versus Ipilimumab in advanced melanoma. N Engl J Med, 2015, 372: 2521-2532.

［4］LONG GV, STROYAKOVSKIY D, GOGAS H, et al. Dabrafenib and trametinib versus dabrafenib and placebo for Val600 BRAF-mutant melanoma: a multicentre, double-blind, phase 3 randomised controlled trial. Lancet, 2015, 386: 444-451.

［5］MIDDLETON M, GROB J, AARONSON N, et al. Randomized phase Ⅲ study of temozolomide versus dacarbazine in the treatment of patients with advanced metastatic malignant melanoma. J Clin

Oncol, 2000, 18: 158-166.

[6] CUI C, MAO L, CHI Z, et al. A phase II, randomized, double-blind, placebo-controlled multicenter trial of endostar in patients with metastatic melanoma. Mol Ther, 2013, 21 (7): 1456-1463.

[7] HODI FS, O'DAY SJ, MCDERMOTT DF, et al. Improved survival with ipilimumab in patients with metastatic melanoma. N Engl J Med, 2010, 363 (8): 711-723.

[8] LARKIN J, CHIARION-SILENI V, GONZALEZ R, et al. Combined nivolumab and ipilimumab or monotherapy in untreated melanoma. N Engl J Med, 2015, 373: 23-34.

[9] MCARTHUR GA, CHAPMAN PB, ROBERT C, et al. Safety and efficacy of vemurafenib in BRAF (V600E) and BRAF (V600K) mutation-positive melanoma (BRIM-3): extended follow-up of a phase 3, randomised, open-label study. Lancet Oncol, 2014, 15: 323-332.

[10] RAO RD, HOLTAN SG, INGLE JN, et al. Combination of paclitaxel and carboplatin as second-line therapy for patients with metastatic melanoma. Cancer, 2006, 106 (2): 375-382.

[11] WALKER L, SCHALCH H, KING DM, et al. Phase II trial of weekly paclitaxel in patients with advanced melanoma. Melanoma Res, 2005, 15: 453-459.

[12] HERSH E, DEL VECCHIO M, BROWN M, et al. Phase 3, randomized, open-label, multicenter trial of nab-paclitaxel (nab-P) versus dacarbazine (DTIC) in previously untreated patients with metastatic malignant melanoma (MMM). Pigment Cell Melanoma Res, 2012, 25 (6): 863.

[13] GUO J, SI L, KONG Y, et al. Phase II, open-label, single-arm trial of imatinib mesylate in patients

with metastatic melanoma harboring c-Kit mutation or amplification. J Clin Oncol, 2011, 29: 2904-2909.

[14] CARVAJAL RD, ANTONESCU CR, WOLCHOK JD, et al. KIT as a therapeutic target in metastatic melanoma. JAMA, 2011, 305: 2327-2334.

[15] GUO J, CARVAJAL RD, DUMMER R, et al. Efficacy and safety of nilotinib in patients with KIT-mutated metastatic or inoperable melanoma: final results from the global, single-arm, phase II TEAM trial. Ann Oncol, 2017, 28 (6): 1380-1387.

[16] AVRIL MF, AAMDAL S, GROB JJ, et al. Fotemustine compared with dacarbazine in patients with disseminated malignant melanoma: a phase III study. J Clin Oncol, 2004, 22: 1118-1125.

[17] CHESNEY J, PUZANOV I, COLLICHI F, et al. Randomized, open-label phase II study evaluating the efficacy and safety of talimogene laherparepvec in combination with Ipilimumab versus Ipili-mumab alone in patients with advanced, unresectable melanoma. J Clin Oncol, 2018, 36 (17): 1658-1667.

[18] LU SI, XIAOSHI ZHANG, ZHEN XU, et al. Vemurafenib in Chinese patients with BRAFV600 mutation–positive unresectable or metastatic melanoma: an open-label, multicenter phase I study. BMC Cancer, 2018, 18: 520.

[19] SI L, ZHANG X, SHU Y, et al. A phase I b study of pembrolizumab as second-line therapy for Chi-nese patients with advanced or metastatic melanoma (KEYNOTE-151). Transl Oncol, 2019, 12 (6):

828-835.

[20] BIXIA TANG, XIEQIAO YAN, XINAN SHENG, et al. Safety and clinical activity with an anti-PD-1 antibody JS001 in advanced melanoma or urologic cancer patients. J Hematol Oncol, 2019, 12: 7.

3.3.2 存在脑转移患者的治疗

分期	分层	Ⅰ级专家推荐	Ⅱ级专家推荐	Ⅲ级专家推荐
存在脑转移的播散性（不可切除）Ⅳ期患者	PS 0~2	局部治疗*： 手术 立体定向和/或全脑放疗 全身治疗： 替莫唑胺 或 抗 PD-1 单抗 或 如携带 *BRAF V600* 突变： BRAF 抑制剂 +MEK 抑制剂	抗 PD-1+ 抗 CTLA-4 单抗 或 如携带 *BRAF V600* 突变： BRAF 抑制剂单药 或 达卡巴嗪 ± 铂类 ± 恩度 或 紫杉醇 / 白蛋白紫杉醇 ± 铂类 ± 抗血管药物	
	PS 3~4	最佳支持 / 姑息治疗		

* 见黑色素瘤放疗原则

除非特殊标注，上述证据级别均为 2A 类证据。

【注释】

a. 脑转移灶的治疗

对于存在脑转移的患者，应优先处理中枢神经系统（CNS）的病灶，以延迟或防止出现瘤内出血、癫痫或神经相关功能障碍。黑色素瘤脑转移的治疗应基于症状、脑转移灶的数目和部位来综合考虑。立体定向放疗（SRS）[1-5]和/或全脑放疗（WBRT）[6-8]均可作为一线治疗或术后辅助治疗应用于临床。与 WBRT 相比，SRS 可能具有更好的长期安全性，能更早地使 CNS 病灶达到稳定，因此能使患者更早地接受全身系统性抗肿瘤治疗或参加临床研究。对于携带 *BRAF* 突变、同时存在颅外和颅内转移的患者，初始治疗有时采用 BRAF 或 BRAF+MEK 抑制剂，必要时联合放疗（作为巩固治疗）。在针对颅内病灶的治疗结束后，针对颅外病灶的处理同不伴有颅内转移的患者。ipilimumab 可能能够长期地控制颅外转移灶。

若患者同时存在颅内和颅外病灶，可在对 CNS 病灶进行处理期间或之后予除大剂量 IL-2（在既往未经治疗的脑转移中有效率低，并可能加重病灶周围的水肿）以外的全身系统性抗肿瘤治疗。由于联合或序贯应用放疗和系统性抗肿瘤治疗（尤其是 BRAF 靶向治疗）可能增加治疗相关毒性，因此务必须要谨慎考虑。

b. 晚期黑色素瘤的放疗原则[9-15]

对于脑转移灶而言，立体定向放疗可作为一线治疗或辅助治疗。全脑放疗可作为一线治疗，也可考虑作为辅助治疗（3 类推荐），但作为辅助治疗时疗效不确切，需结合患者个体情况综合选择。

（1）立体定向放射外科治疗（SRS）和分次立体定向放射治疗（SRT）作为一线治疗方法

    1）对于较小的脑转移瘤病灶，基于 RTOG90-05 剂量爬坡试验[16] 所制定的最大承受剂量的体积指南，建议单次照射最大剂量为 15~24Gy。病灶 >3cm 需谨慎推荐，病灶 >4cm 时，单次 SRS 不作为常规推荐。

    2）对于较大的脑转移瘤病灶，可行分次立体定向放射治疗（SRT）

    可选择的治疗方案有：24~27Gy/3 次，或 25~35Gy/5 次[17, 18]。

（2）立体定向放射外科治疗（SRS）/ 分次立体定向放射治疗（SRT）作为辅助治疗方法：

    1）对于较小的脑转移瘤病灶，根据 NCCTG N107C 试验[19]，建议单次 SRS 最大剂量为 12~20Gy。

    2）病灶 >5cm，一般不推荐单次 SRS 作为辅助治疗。

    3）对于更大的病灶，可行分次 SRT，可选择的方案有：24~27Gy/3 次，或 25~35Gy/5 次。

（3）全脑放射治疗（WBRT）作为一线治疗方法

    1）前期 WBRT 治疗一般不推荐用于发生转移的黑色素瘤，SRS/SRT 作为更优选的治疗方案。

    2）对于出现瘤负荷症状但无法行 SRS/SRT 的患者，可考虑行 WBRT。

    3）应充分考虑患者的个体倾向及治疗目标来衡量 WBRT 的利弊。

    4）临床症状、影像学或病理证实有脑膜转移，可考虑行 WBRT 治疗。

    5）WBRT 推荐方案：30Gy/10 次，2 周内完成；37.5Gy/15 次，3 周内完成；20Gy/5 次，1

周内完成。

（4）全脑放射治疗（WBRT）作为辅助治疗方法

1）SRS/SRT 优于 WBRT 作为辅助治疗。

2）一项临床随机试验结果显示，与单独行 SRS/SRT 作为辅助治疗相比，行 WBRT 患者出现更加严重的认知功能下降。虽然 WBRT 治疗组的局部控制率较高，但两组间的总体生存没有差异。

3）临床上考虑脑膜转移的患者，和 / 或无法行 SRS/SRT（如无法行 MRI 的患者），可行辅助性 WBRT 治疗。

4）WBRT 推荐方案：30Gy/10 次，2 周内完成；37.5Gy/15 次，3 周内完成。

对于其他有症状或即将出现症状的软组织转移灶和 / 或骨转移灶而言，可选择放疗，具体剂量和分次没有统一规定，但低分次照射放疗方案可能会增加长期并发症的风险。

附录 3　皮肤黑色素瘤常用的晚期治疗方案

化疗方案

达卡巴嗪单药：DTIC 250mg/m^2 d1~5 q3~4w 或 850mg/m^2 d1 q3~4w

替莫唑胺单药：TMZ 200mg/m^2 d1~5 q4w

达卡巴嗪 ± 铂类 + 恩度：DTIC 250mg/m^2 d1~5，± 铂类，恩度 7.5mg/m^2 d1~14 q4w

紫杉醇 ± 卡铂 ± 贝伐珠单抗: 紫杉醇 175mg/m^2 d1, 卡铂 AUC=5, ± 贝伐珠单抗 5mg/kg d1/15 q4w

白蛋白结合型紫杉醇 ± 卡铂 ± 贝伐珠单抗: 白蛋白结合型紫杉醇 260mg/m^2 d1, 卡铂 AUC=5, ± 贝伐珠单抗 5mg/kg d1/15 q4w

靶向治疗方案

dabrafenib 联合 trametinib 方案: dabrafenib (150mg, 每日 2 次) +trametinib (2mg, 每日 1 次) 直至进展或不能耐受

维莫非尼的单药方案: 960mg, 每日 2 次, 直至进展或不能耐受

伊马替尼: 400mg, 每日 1 次, 直至进展或不能耐受

免疫治疗方案

帕博利珠单抗 (pembrolizumab): 帕博利珠单抗 2mg/kg 静脉输注 30min 以上, 每 3 周重复, 直至进展或不能耐受或用满 2 年

纳武利尤单抗 (nivolumab): 纳武利尤单抗 3mg/kg 静脉输注 30min 以上, 每 2 周重复, 直至进展或不能耐受或用满 2 年。用满 2 年

特瑞普利单抗: 特瑞普利单抗 240mg 静脉输注 30min 以上, 每 2 周重复, 直至进展或不能耐受或用满 2 年

纳武利尤单抗 +ipilimumab: 纳武利尤单抗 1mg/kg+ipilimumab 3mg/kg, 静脉输注 30min 以上, 每 3 周重复 ×4 次→纳武利尤单抗 3mg/kg, 每 2 周重复, 直至进展或不能耐受或用满 2 年

ipilimumab+T-Vec 瘤内注射：ipilimumab 3mg/kg，静脉输注 30min 以上，每 3 周重复 ×4 次，T-Vec ≤ 4ml×10⁶pfu/ml，第一剂→≤ 4ml×10⁸pfu/ml（第一剂后 3 周），每 2 周重复，每个治疗疗程总量 ≤ 4ml，瘤体内注射（内脏病灶除外）

参考文献

［1］LIEW DN, KANO H, KONDZIOLKA D, et al. Outcome predictors of Gamma knife surgery for melanoma brain metastases. Clinical article. J Neurosurg, 2011, 114: 769-779.

［2］FRAKES JM, FIGURA ND, AHMED KA, et al. Potential role for LINAC-based stereotactic radiosurgery for the treatment of 5 or more radioresistant melanoma brain metastases. J Neurosurg, 2015: 1-7.

［3］SELEK U, CHANG EL, HASSENBUSCH SJ, et al. Stereotactic radiosurgical treatment in 103 patients for 153 cerebral melanoma metastases. Int J Radiat Oncol Biol Phys, 2014, 59: 1097-1106.

［4］BERNARD ME, WEGNER RE, REINEMAN K, et al. Linear accelerator based stereotactic radiosurgery for melanoma brain metastases. J Cancer Res Ther, 2012, 8: 215-221.

［5］RADES D, SEHMISCH L, HUTTENLOCHER S, et al. Radiosurgery alone for 1-3 newlydiagnosed brain metastases from melanoma: impact of dose on treatment outcomes. Anticancer Res, 2014, 34: 5079-5082.

[6] ATKINS MB, SOSMAN JA, AGARWALA S, et al. Temozolomide, thalidomide, and whole brain radiation therapy for patients with brain metastasis from metastatic melanoma: a phase II cytokine working group study. Cancer, 2008, 113: 2139-2145.

[7] FOGARTY G, MORTON RL, VARDY J, et al. Whole brain radiotherapy after local treatment of brain metastases in melanoma patients-a randomized phase III trial. BMC Cancer, 2011, 11: 142.

[8] CHANG EL, WEFEL JS, HESS KR, et al. Neurocognition in patients with brain metastases treated with radiosurgery or radiosurgery plus whole-brain irradiation: a randomized controlled trial. Lancet Oncol, 2009, 10: 1037-1044.

[9] HUGUENIN PU, KIESER S, GLANZMANN C, et al. Radiotherapy for metastatic carcinomas of the kidney or melanomas: an analysis using palliative end points. Int J Radiat Oncol Biol Phys, 1998, 41: 401-405.

[10] OLIVER KR, SCHILD SE, MORRIS CG, et al. A higher radiotherapy dose is associated with more durable palliation and longer survival in patients with metastatic melanoma. Cancer, 2007, 110: 1791-1795.

[11] OVERGAARD J, VON DER MAASE H, OVERGAARD M. A randomized study comparing two high-dose per fraction radiation schedules in recurrent or metastatic malignant melanoma. Int J

Radiat Oncol Biol Phys, 1985, 11: 1837-1839.

[12] SAUSE WT, COOPER JS, RUSH S, et al. Fraction size in external beam radiation therapy in the treatment of melanoma. Int J Radiat Oncol Bio Phys, 1991, 20: 429-432.

[13] ANKER CJ, RIBAS A, GROSSMANN AH, et al. Severe liver and skin toxicity after radiation and vemurafenib in metastatic melanoma. J Clin Oncol, 2013, 31: e283-287.

[14] PEUVREL L, RUELLAN AL, THILLAYS F, et al. Severe radiotherapy-induced extracutaneous toxicity under vemurafenib. Eur J Dermatol, 2013, 23: 879-881.

[15] JAHANSHAHI P, NASR N, UNGER K, et al. Malignant melanoma and radiotherapy: past myths, excellent local control in 146 studied lesions at Georgetown University, and improving future management. Front Oncol, 2012, 2: 167.

[16] SHAW E, SCOTT C, SOUHAMI L, et al. Single dose radiosurgical treatment of recurrent previously irradiated primary brain tumors and brain metastases: final report of RTOG protocol 90-05. Int J Radiat Oncol Biol Phys, 2000, 47: 291-298.

[17] MINNITI G, D'ANGELILLO RM, SCARINGI C, et al. Fractionated stereotacticradiosurgeryfor patients with brain metastases. J Neurooncol, 2014, 117: 295-301.

[18] RAJAKESARI S, ARVOLD ND, JIMENEZ RB, et al. Local control after fractionatedstereotactic radiation therapy for brain metastases. J Neurooncol, 2014, 120: 339-346.

[19] BROWN PD, BALLMAN KV, CERHAN JH, et al. Postoperative stereotactic radiosurgery compared

with whole brain radiotherapy for resected metastatic brain disease (NCCTG N107C/CEC. 3): a multicentre, randomised, controlled, phase 3 trial. Lancet Oncol, 2017, 18: 1049-1060.

[20] MULVENNA P, NANKIVELL M, BARTON R, et al. Dexamethasone and supportive care with or without whole brain radiotherapy in treating patients with non-small cell lung cancer with brain metastases unsuitable for resection or stereotactic radiotherapy (QUARTZ): results from a phase 3, non-inferiority, randomised trial. Lancet, 2016, 388: 2004-2014.

4 肢端黑色素瘤的治疗原则

4.1 肢端黑色素瘤的手术治疗原则

4.1.1 0 期、ⅠA、ⅠB 期黑色素瘤的治疗

分期	分层	Ⅰ级专家推荐	Ⅱ级专家推荐	Ⅲ级专家推荐
0 期	原位癌	手术切除，无需辅助治疗，切缘 0.5~1cm		慢 Mohs 显微描记手术
ⅠA 期	厚度 <0.8mm	手术切除，无需辅助治疗，切缘 1cm（1 类证据）		
ⅠA 期	0.8mm ≤厚度 <1mm，且合并危险因素	手术切除，无需辅助治疗，切缘 1cm（1 类证据）	原发灶手术 ± 前哨淋巴结活检	
ⅠB 期	T1b	原发灶手术前哨淋巴结活检，切缘 1cm（1 类证据）		
ⅠB 期	T2a	原发灶手术＋前哨淋巴结活检，切缘 1~2cm（1 类证据）		

除非特殊标注，上述证据级别均为 2A 类证据。

如有合适的临床研究，仍推荐选用临床研究。

【注释】

a. 肢端黑色素瘤分期目前参照 AJCC 皮肤黑色素瘤分期。外科切缘是指外科医师进行手术时测量到的临床切缘，而不是病理医师测量的大体或病理切缘。可根据患者具体的原发病灶解剖结构和功能对切缘进行调整[1-7]。通常需要根据活检病理报告的厚度来决定进一步扩大切除的切缘。对于活检病理未能报告明确深度，或病灶巨大的患者，可考虑直接扩大切除 2cm。

b. 对于面积较大的原位癌，如雀斑痣样黑色素瘤，可能需要大于 0.5cm 的切缘才能保证完整切除[8]。皮肤科的慢 Mohs 显微描记手术对于部分原位癌切除有帮助[9]。对于部分切缘阳性无法手术的患者，可行咪喹莫特外敷或局部放疗。

c. 外科手术标准：皮肤黑色素瘤的切除要求完整切除皮肤以及深达肌筋膜的皮下组织。对于 T1 及部分 T2 病变，局部复发与 8mm 距离相关，1cm 切缘能降低复发率[10-11]，厚度 >2mm 的肿瘤，1cm 的切缘是不够的，需要达到 2cm[9-12]。通常无需切除筋膜，但对浸润较深的原发灶（>4mm）可考虑切除筋膜[13]。

d. 危险因素包括溃疡、高有丝分裂率、淋巴及血管侵犯等[14-15]。

e. 厚度 >1mm 的患者可考虑进行 SLNB，可于完整切除的同时或分次进行。鉴于我国皮肤黑色素瘤的溃疡比例发生率高达 60% 以上[16]，且伴有溃疡发生的皮肤黑色素瘤预后较差，故当活检技术或病理检测技术受限，从而无法获得可靠的浸润深度时，合并溃疡的患者均推荐 SLNB。SLNB 有助于准确获得 N 分期，提高患者的无复发生存率，但对总生存期无影响[17]。如果发现前哨淋巴结阳性，结合 MSLT- II 结果，对于肢端病灶和具有高危因素患者一般仍建议及时进行淋巴结清扫[18-19]。前哨淋巴结内低肿瘤负荷（前哨淋巴结的转移灶直径 <0.1mm）的患者无需接受扩大淋巴结清扫[20]。

f. 针对皮肤切缘和早期黑色素瘤，不推荐冰冻病理。

g. 肢端黑色素瘤与皮肤黑色素瘤切除和重建原则基本一致，肢端由于在手足部位而解剖位置相对复杂和精细。手足的皮肤和浅筋膜致密、坚厚，尤其以足跟、第一跖骨头和第五跖骨头这三处支持体重的三个支撑点更为明显，浅筋膜中结缔组织致密成束，纵横交错，连接皮肤和深筋膜，束间夹有大量脂肪，形成纤维脂肪垫，有利于耐受压力和横向剪力。这种结构在切除重建过程中造成了与皮肤切除后的差异：①切除后缺损面积难以横向牵拉缩小，也不会因切除后皮肤张力而使自然缺损面积扩大；②负重区或者骨面裸露的部分往往需要皮瓣覆盖，而不能单纯植皮。③手足肢端甲下黑色素瘤需要拔甲，切除和修复甲床，难以重建的病例需要进行截趾[21, 22]。

参考文献

[1] CASCINELLI N. Margin of resection in the management of primary melanoma. Semin Surg Oncol, 1998, 14 (4): 272-275.

［2］COHN-CEDERMARK G, RUTQVIST LE, ANDERSSON R, et al. Long term results of a randomized study by the Swedish Melanoma Study Group on 2-cm versus 5-cm resection margins for patients with cutaneous melanoma with a tumor thickness of 0. 8-2. 0 mm. Cancer, 2000, 89 (7): 1495-1501.

［3］KHAYAT D, RIXE O, MARTIN G, et al. Surgical margins in cutaneous melanoma (2 cm versus 5 cm for lesions measuring less than 2. 1-mm thick) . Cancer, 2003, 97 (8): 1941-1946.

［4］BALCH CM, SOONG SJ, SMITH T, et al. Long-term results of a prospective surgical trial comparing 2 cm vs. 4 cm excision margins for 740 patients with 1-4 mm melanomas. Ann Surg Oncol, 2001, 8 (2): 101-108.

［5］THOMAS JM, NEWTON-BISHOP J, A'HERN R, et al. Excision margins in high-risk malignant melanoma. N Engl J Med, 2004, 350 (8): 757-766.

［6］GILLGREN P, DRZEWIECKI KT, NIIN M, et al. 2-cm versus 4-cm surgical excision margins for primary cutaneous melanoma thicker than 2 mm: a randomised, multicentre trial. Lancet, 2011, 378 (9803): 1635-1642.

［7］MONCRIEFF MD, GYORKI D, SAW R, et al. 1 versus 2-cm excision margins for pt2-pt4 primary cutaneous melanoma (melmart): A feasibility study. Ann Surg Oncol, 2018, 25 (9): 2541-2549.

［8］WELCH A, REID T, KNOX J, et al. Excision of melanoma in situ on nonchronically sun-exposed skin using 5-mm surgical margins. J Am Acad Dermatol, 2014, 71 (4): 834-835.

［9］STIGALL LE, BRODLAND DG, ZITELLI JA. The use of mohs micrographic surgery (mms) for

肢端黑色素瘤的治疗原则

melanoma in situ (mis) of the trunk and proximal extremities. J Am Acad Dermatol, 2016, 75 (5): 1015-1021.

[10] MACKENZIE ROSS AD, HAYDU LE, QUNN MJ, et al. The association between excision margins and local recurrence in 11, 290 thin (t1) primary cutaneous melanomas: A case-control study. Ann Surg Oncol, 2016, 23 (4): 1082-1089.

[11] HAYDU LE, STOLLMAN JT, SCOLYER RA, et al. Minimum safe pathologic excision margins for primary cutaneous melanomas (1-2 mm in thickness): Analysis of 2131 patients treated at a single center. Ann Surg Oncol, 2016, 23 (4): 1071-1081.

[12] HUNGER RE, ANGERMEIER S, SEYED JAFARI SM, et al. A retrospective study of 1-versus 2-cm excision margins for cutaneous malignant melanomas thicker than 2 mm. J Am Acad Dermatol, 2015, 72 (6): 1054-1059.

[13] KIMBROUGH CW, MCMASTERS KM, DAVIS EG. Principles of surgical treatment of malignant melanoma. Surg Clin North Am, 2014, 94 (5): 973-988, vii.

[14] MITTELDORF C, BERTSCH HP, JUNG K, et al. Sentinel node biopsy improves prognostic stratification in patients with thin (pT1) melanomas and an additional risk factor. Ann Surg Oncol, 2014, 21 (7): 2252-2258.

[15] WONG SL, BRADY MS, BUSAM KJ, et al. Results of sentinel lymph node biopsy in patients with thin melanoma. Ann Surg Oncol, 2006, 13 (3): 302-309.

[16] CHI Z, LI S, SHENG X, et al. Clinical presentation, histology, and prognoses of malignant melanoma in ethnic Chinese: A study of 522 consecutive cases. BMC Cancer, 2011, 11: 85.

[17] MORTON DL, THOMPSON JF, COCHRAN AJ, et al. Final trial report of sentinel-node biopsy versus nodal observation in melanoma. N Engl J Med, 2014, 370 (7): 599-609.

[18] SCHUITEVOERDER D, BUBIC I, FORTINO J, et al. Patients with sentinel lymph node positive melanoma: Who needs completion lymph node dissection？. Am J Surg, 2018, 215 (5): 868-872.

[19] WONG SL, FARIES MB, KENNEDY EB, et al. Sentinel lymph node biopsy and management of regional lymph nodes in melanoma: American society of clinical oncology and society of surgical oncology clinical practice guideline update. J Clin Oncol, 2018, 36 (4): 399-413.

[20] VAN DER PLOEG AP, VAN AKKOOI AC, RUTKOWSKI P, et al. Prognosis in patients with sentinel node-positive melanoma is accurately defined by the combined Rotterdam tumor load and Dewar topography criteria. J Clin Oncol, 2011, 29 (16): 2206-2214.

[21] LEE JH, PARK JH, LEE JH, et al. Early detection of subungual melanoma In situ: proposal of ABCD strategy in clinical practice based on case series. Ann Dermatol, 2018, 30 (1): 36-40.

[22] REILLY DJ, AKSAKAL G, GILMOUR RF, et al. Subungual melanoma: management in the modern era. J Plast Reconstr Aesthet Surg, 2017, 70 (12): 1746-1752.

4.1.2 ⅡA、ⅡB 期黑色素瘤的治疗

分期	分层	Ⅰ级专家推荐	Ⅱ级专家推荐	Ⅲ级专家推荐
ⅡA 期	T2b	原发灶手术 + 前哨淋巴结活检，无需辅助治疗，切缘 1~2cm（1 类证据）		
ⅡA 期	T3a	原发灶手术 + 前哨淋巴结活检，无需辅助治疗，切缘 2cm（1 类证据）		
ⅡB、ⅡC 期		原发灶手术 + 前哨淋巴结活检，切缘 2cm（1 类证据）		

除非特殊标注，上述证据级别均为 2A 类证据。

如有合适的临床研究，仍推荐选用临床研究。

4.1.3　Ⅲ期黑色素瘤的外科治疗

临床分期	分层	Ⅰ级专家推荐	Ⅱ级专家推荐	Ⅲ级专家推荐
ⅢA、ⅢB、ⅢC	经前哨淋巴结证实的淋巴结微转移	原发病灶扩大切除	区域淋巴结清扫 或者 区域淋巴结的密切监测	
Ⅲ期	淋巴结存在临床或影像学显性转移	原发病灶扩大切除＋区域淋巴结清扫		
Ⅲ期	卫星结节／移行转移灶（可切除）	原发病灶扩大切除＋移行转移／卫星结节切除	前哨淋巴结活检	其他转移灶瘤内局部治疗
Ⅲ期	无法手术	参见Ⅳ期系统性治疗	区域淋巴结清扫＋隔离肢体灌注 或者隔离肢体输注 或者溶瘤病毒瘤内注射	其他转移灶瘤内局部治疗

除非特殊标注，上述证据级别均为 2A 类证据。

如有合适的临床研究，仍推荐选用临床研究。

【注释】

a. 对于前哨淋巴结阳性的 ⅢA~ ⅢC 患者的区域淋巴结处理

以往所有经前哨淋巴结活检（SLNB）证实区域淋巴结存在微转移的患者，都被推荐行即刻的区域淋巴结清扫术（CLND）。预测非前哨淋巴结存在转移风险的因素包括前哨淋巴结内的转移负荷、前哨淋巴结阳性的数目以及原发灶的浸润深度和溃疡情况。

但最新的两项Ⅲ期多中心随机对照临床研究——DeCOG-SLT 研究和 MSLT- Ⅱ临床研究的结果显示，对于前哨淋巴结微转移的患者，即刻的 CLND 与观察组相比，并未能改善患者的总生存时间，在无复发生存时间方面的获益也存在争议[1-2]。故目前对于经 SLNB 证实区域淋巴结微转移的Ⅲ期患者，可考虑行即刻清扫，亦可行区域淋巴结的密切监测。监测内容至少包括每 3~6 个月的区域淋巴结超声检查，可具体根据预测淋巴结复发的风险而定。

中国患者的原发病灶 Breslow 平均浸润深度较深，故前哨淋巴结的阳性率及清扫后非前哨淋巴结的阳性率都较欧美的数据高，为 28%~30%。故对于中国患者前哨淋巴结阳性后是否可以摒弃区域淋巴结清扫尚存在争议，特别对于 Breslow 浸润深度厚和存在溃疡的患者，临床应谨慎处理。

b. 淋巴结清扫原则[3]

（1）区域淋巴结须充分清扫。

（2）受累淋巴结基部须完全切除。

（3）通常来说，各部位清扫的淋巴结个数应达到一定数目：腹股沟≥10个，腋窝≥15个，颈部≥15个。在腹股沟区，若临床发现有髂窝淋巴结转移迹象淋巴结，或腹股沟淋巴结转移数≥3个，可考虑行预防性的髂窝和闭孔区淋巴结清扫。

（4）如果盆腔CT检查证实存在转移，或证实Cloquet（股管）淋巴结转移，推荐行髂窝和闭孔区淋巴结清扫。

（5）对于头颈部原发的皮肤黑色素瘤的患者，若存在腮腺淋巴结显性或微转移，都建议在颈部引流区域淋巴结清扫的同时，行浅表腮腺切除术。

（6）如受客观条件所限仅行转移淋巴结切除，需采用淋巴结超声或CT、MRI严密监测淋巴结复发情况。

c. 对于存在临界可切除的区域淋巴结转移，或术后具有高复发风险性的患者，可考虑推荐参加新辅助治疗研究。已有相关的Ⅰ期和Ⅱ期临床研究证实，免疫或靶向的新辅助研究能够使部分患者疾病降期，甚至出现病理完全缓解，期望能提高手术切除率和延长无病生存和总生存时间[4-5]。

d. 移行转移（in-transit metastasis）指原发病灶（周围直径2cm以外）与区域淋巴结之间，通过淋巴管转移的皮肤、皮下或软组织转移结节。

e. 卫星灶（satellite）指在原发病灶周围直径2cm内发生的转移结节。

f. 临床显性淋巴结：指临床查体或影像学可明确的转移淋巴结。

g. 对于孤立性的可切除的移行转移，若能根治性切除原发病灶和转移灶，且区域淋巴结无临床显性转移证据时，则同样推荐行前哨淋巴结活检。

h. 隔离热灌注化疗（ILP）和隔离热输注化疗（ILI）主要用于肢体移行转移的治疗。ILI 是一种无氧合、低流量输注化疗药物的局部治疗手段，通过介入动静脉插管来建立化疗通路输注美法仑（马法兰）。有研究称，Ⅲ期 MM 有效率约 80%，CR 率达 31%~63%[6-8]。

i. 瘤体内药物注射作用机制为局部消融肿瘤和诱导全身抗肿瘤免疫。

j. T-VEC 溶瘤，病毒瘤内注射治疗：T-VEC 为 HSV-1 衍生的溶瘤免疫治疗药物，已被美国 FDA 批准用于治疗黑色素瘤，并可诱导远处部位肿瘤细胞死亡。最新的研究报道，对部分无法切除的转移性黑色素瘤，T-VEC 瘤内注射持续超过 6 个月的有效率约为 16%，其有效性在 AJCC 第 7 版的Ⅲ B 和Ⅲ C 中被证实，特别是对于初治的患者[9]。

k. 其他转移灶的局部治疗还包括射频消融、PV-10、BCG、IFN 或 IL-2 的瘤内注射。

l. 系统性治疗参见Ⅳ期。

m. 原发灶切缘参见附录 1。

参考文献

［1］LEITER U, STADLER R, MAUCH C, et al. Complete lymph node dissection versus no dissection in patients with sentinel lymph node biopsy positive melanoma (DeCOG-SLT): a multicentre, randomised, phase 3 trial. Lancet Oncol, 2016, 17: 757-767.

［2］FARIES MB, THOMPSON JF, COCHRAN AJ, et al. Completion dissection or observation for sentinel-node metastasis in melanoma. N Engl J Med, 2017, 376: 2211-2222.

[3] KIMBROUGH CW, MCMASTERS KM, DAVIS EG. Principles of surgical treatment of malignant melanoma. Surg Clin North Am, 2014, 94 (5): 973-988, vii.

[4] AMARIA RN, PRIETO PA, TETZLAFF MT, et al. Neoadjuvant plus adjuvant dabrafenib and trametinib versus standard of care in patients with high-risk surgically resectable melanoma: a single-centre, open-label, randomised phase 2 trial. Lancet Oncol, 2018, 19 (2): 181-193.

[5] THOMPSON JF, HUNT JA, Shannon KF, et al. Frequency and duration of remission after isolated limb perfusion for melanoma. Arch Surg, 1998, 132 (8): 903-907.

[6] BLANK CU, ROZEMAN EA, FANCHI LF, et al: Neoadjuvant versus adjuvant ipilimumab plus nivolumab in macroscopic stage Ⅲ melanoma. Nat Med, 2018, 24: 1655-1661.

[7] BEASLEY GM, CAUDLE A, Petersen RP, et al. A multi-institutional experience of solated limb infusion: defining response and toxicity in the US. J Am Coll Surg, 2009, 208 (5): 706-715; discussion 715-717.

[8] BOESCH CE, MEYER T, WASCHKE L, et al. Long-term outcome of hyperthermic isolated limb perfusion (HILP) in the treatment of locoregionally metastasized malignant melanoma of the extremities. Int J Hyperthermia, 2010, 26 (1): 16-20.

[9] ANDTBACKA RH, KAUFMAN HL, COLLICHIO F, et al. Talimogene laherparepvec improves durable response rate in patients with advanced melanoma. J Clin Oncol, 2015, 33: 2780-2788.

4.1.4 可完全切除的Ⅳ期黑色素瘤的治疗

分期	分层	Ⅰ级专家推荐	Ⅱ级专家推荐	Ⅲ级专家推荐
Ⅳ期	单个或多个转移病灶可完全切除	原发灶切除 + 转移灶完整切除		

除非特殊标注，上述证据级别均为 2A 类证据。

如有合适的临床研究，仍推荐选用临床研究。

【注释】

a. 转移灶切除应符合 R0 切除的原则[1]。如有残余病灶，则应按不可切除的Ⅳ期对待。原发灶切缘参见附录 1。

参考文献

［1］KIMBROUGH CW, MCMASTERS KM, DAVIS EG. Principles of surgical treatment of malignant melanoma. Surg Clin North Am, 2014, , 94 (5): 973-988, vii.

［2］WEI IH, HEALY MA, WONG SL. Surgical treatment options for stage Ⅳ melanoma. Surg Clin North Am, 2014, 94 (5): 1075-1089, ix.

4.2 肢端黑色素瘤的辅助治疗原则

4.2.1 肢端黑色素瘤的系统辅助治疗

病理分期	分层	I级专家推荐	II级专家推荐	III级专家推荐
0 期	原位癌	观察		
I A 期	厚度 ≤ 0.8mm	观察		
I A 期	0.8mm< 厚度 <1mm，且合并危险因素	观察		
I B 期	T1b	观察或临床试验		
I B 期	T2a	观察或临床试验		
II A 期	T2b	观察或临床试验		
II A 期	T3a	观察或临床试验		
II B、II C 期		高剂量干扰素 α-2b 4 周或 1 年 [a、g] 或 临床试验	II C 期 携 带 BRAF V600 突 变：BRAF 抑制剂单药 [f] 1 年	观察

病理分期	分层	I 级专家推荐	II 级专家推荐	III 级专家推荐
III A、III B、III C、III D 期	可切除的淋巴结转移、移行转移或卫星灶	高剂量干扰素 α-2b × 4 周或 1 年 [a、g] 或 观察 或 临床试验	PD-1 单抗 1 年 [c、d] 或 III 期携带 *BRAF V600* 突变：BRAF 抑制剂 + MEK 抑制 [f] 或 III A、III B 期携带 *BRAF V600* 突变：BRAF 抑制剂单药 [e] 1 年	CTLA-4 单抗 3 年 [b] 或 观察
IV期	单个转移病灶或多个转移病灶可完全切除	PD-1 单抗 1 年 [d]		观察

除非特殊标注，上述证据级别均为 2A 类证据。

a. 对于ⅡB~Ⅲ期的高危黑色素瘤患者，推荐大剂量干扰素辅助治疗。多项临床研究证实大剂量干扰素 α-2b 能延长患者的无复发生存期，但并未显著改善总生存[1-3]。大型 Meta 分析同样证实上述观点[4]。而目前干扰素的给药剂型、最优剂量和给药时间仍在探讨中[5-11]，长期随访数据提示[12]，并不是所有患者都获益，存在溃疡ⅡB~Ⅲ的患者，大剂量干扰素辅助治疗能降低无复发生存和无远处转移风险。长效干扰素（PEG-IFN）方面，EORTC18991[13, 14]是迄今为止使用 PEG-IFN 辅助治疗Ⅲ期患者的最大型研究，该研究显示长效干扰素在 RFS 方面有明显优势（P=0.05），但对于 DMFS 和 OS 无差别，亚组分析表明，显微镜下淋巴结转移患者以及原发肿瘤有溃疡的患者在 RFS、OS 和 DMFS 方面有最大的获益。FDA 于 2011 年批准了长效干扰素治疗高危Ⅲ期术后黑色素瘤。但由于长效干扰素国内并没有成熟的临床研究数据，所以本指南不做推荐。

b. 2015 年 10 月美国 FDA 批准 CTLA-4 单抗伊匹木单抗（ipilimumab）用于Ⅲ期黑色素瘤术后的辅助治疗，该Ⅲ期随机对照研究（NCT00636168）纳入Ⅲ期皮肤恶性黑色素瘤完全切除术后的患者[15]，随机分为伊匹木单抗组和安慰剂对照组，伊匹木单抗组 5 年的无复发生存率是 40.8%，安慰剂组是 30.3%。伊匹木单抗组 5 年的总生存率是 65.4%，安慰剂组是 54.4%。亚组分析显示，伊匹木单抗组可显著提高原发灶溃疡以及淋巴结微小转移合并原发灶溃疡（相当于部分ⅢA 和ⅢB 期）患者或大于 3 个淋巴结受累的ⅢC 期患者的生存时间。但伊匹木单抗组免疫相关的 3/4 级不良事件的发生率是 41.6%，而在安慰剂对照组是 2.7%。伊匹木单抗组中 52% 的患者由于不良反应中断，5 名患者（1.1%）死于免疫相关的不良事件。目前该药物在国内尚未上市，且缺乏与干扰素的直接对照。同时鉴于 10mg/kg 剂量的高毒性反应及副作用，2019 年 NCCN 并未将其纳入辅助治疗方案。

c. 2017 年 12 月，美国 FDA 批准 PD-1 抑制剂纳武利尤单抗（nivolumab）作为ⅢB、ⅢC 或者Ⅳ 期完全切除的皮肤黑色素瘤患者术后的单药辅助治疗。该获批是基于 CheckMate 238 Ⅲ期随机对照研究[16]，该研究对比纳武利尤单抗（3mg/kg）与伊匹木单抗（10mg/kg）在ⅢB、ⅢC、Ⅳ期黑色素瘤患者的术后辅助治疗，12 个月的 RFS 率分别为 70.5% 和 60.8%，纳武利尤单抗组复发或死亡风险较伊匹木单抗组下降 35%（HR 0.65，$P<0.001$）；而纳武利尤单抗组 3~4 级不良反应发生率只有 14.4%，显著低于伊匹木单抗组的 45.9%。

d. 2017 年 2 月 19 日，FDA 批准帕博利珠单抗（pembrolizumab）用于高风险Ⅲ期黑色素瘤手术完全切除患者的辅助治疗。这一获批是基于大型Ⅲ期临床研究 KEYNOTE-054 数据[17]。该研究纳入完全切除的Ⅲ期患者（包括ⅢA、ⅢB、ⅢC 淋巴结转移 1-3 个以及ⅢC 淋巴结转移超过 4 个），结果提示与安慰剂相比，帕博利珠单抗辅助治疗 1 年能显著延长患者的无复发生存期。帕博利珠单抗组 1 年无复发生存率为 75.4%，安慰剂组为 61%，无复发风险下降 43%。

e. 对于ⅡC、ⅢA、ⅢB 期的患者可以选择维莫非尼（vemurafenib）单药辅助治疗，BRIM8 研究[18]是维莫非尼单药辅助治疗的随机、双盲、安慰剂对照Ⅲ期临床研究。入组患者为ⅡC~ⅢC 期

术后 *BRAF V600* 突变的黑色素瘤患者，结果显示在ⅡC~ⅢB 期患者中，安慰剂组中位 DFS 为 36.9 个月，而维莫非尼组尚未达到，维莫非尼可降低 46% 的复发转移风险，但上述获益未在ⅢC 期患者中观察到。

f. 基于 COMBI-AD 临床研究[19, 20]结果，2018 年 4 月 30 日，美国 FDA 批准 dabrafenib 联合 trametinib 用于 *BRAF V600* 突变的Ⅲ期黑色素瘤患者的术后辅助治疗。该研究对比 dabrafenib 联合 trametinib 和安慰剂在Ⅲ期黑色素瘤患者的术后辅助治疗的疗效，与安慰剂组相比，联合治疗组疾病复发或死亡风险显著降低 53%，安慰剂组中位 RFS16.6 个月，而联合治疗组尚未达到；安慰剂组 3 年、4 年无复发生存率分别为 40% 和 38%，联合治疗组分别为 59% 和 54%。联合治疗在所有患者亚组均表现出了 RFS 治疗受益。

g. 有关肢端黑色素瘤（AM）术后辅助研究较少，2011 年郭军教授团队一个专门针对肢端黑色素瘤Ⅱ期临床[10]，研究显示，高危（Ⅱb~Ⅲc）术后 AM 患者随机分为高剂量干扰素辅助治疗 4 周（A 组）和 1 年（B 组），两组的中位 RFS 分别为 17.9 个月和 22.5 个月。分层分析显示，Ⅲb~Ⅲc 期患者的 RFS 曲线在 A 组与 B 组有显著性差异（*P*=0.02），RFS 中位数 A 组（3.3 个月）的淋巴结转移数（n ≥ 3）明显短于 B 组（11.9 个月），差异有显著性（*P*=0.004）。大剂量干扰素辅助治疗诱导剂量为 $15 \times 10^{6} U/m^{2}$，维持剂量为 $9 \times 10^{6} U$，根据此研究结果，对于Ⅲb~Ⅲc AM 或 ≥ 3 淋巴结转移患者，1 年方案可能更加获益，针对Ⅱb~Ⅲa 的患者或耐受性欠佳的患者，4 周方案亦可选择。

4.2.2　淋巴结辅助放疗原则

辅助放疗可提高局部控制力，但未能改善无复发生存时间或总生存时间，可能增加不良反应（水肿、皮肤、皮下组织纤维化、疼痛等）。仅推荐用于以控制局部复发为首要目的的患者，或在无法进行全身性辅助治疗的患者中作为备选。淋巴结区复发的高危因素包括临床显性淋巴结转移的囊外侵犯（肉眼或镜下）；腮腺受累淋巴结 ≥ 1 个；颈部或腋窝受累淋巴结 ≥ 2 个，腹股沟受累淋巴结 ≥ 3 个，颈部或腋窝淋巴结 ≥ 3cm，和 / 或腹股沟淋巴结 ≥ 4cm [21-22]（2B 类证据）。目前缺乏中国循证医学证据。

目前尚未建立统一的放疗剂量，常用剂量包括：

- ◆ 50~66Gy/25~33Fxs/5~7 周
- ◆ 48Gy/20Fxs/ 连续 4 周
- ◆ 30Gy/5Fxs/2 周（每周两次或隔天一次）

应由有经验的放射肿瘤医师来确定淋巴结辅助外照射治疗的最佳方案。较新的放射治疗方式，例如 IMRT 或容积调强技术（VMAT）可降低淋巴结辅助放疗的毒性风险，并应在适当可行时加以考虑。

附录 4 肢端黑色素瘤常用的术后辅助治疗方案

大剂量干扰素 α-2b：

剂量 1 500 万 IU/m² d × 4w+900 万 IU tiw × 48w 治疗 1 年

因既往临床研究中采用的甘乐能停产，国产干扰素建议等量应用。根据说明书给予皮下或肌内注射

帕博利珠单抗的单药方案：

200mg 或 2mg/kg q3w，治疗 1 年

纳武利尤单抗的单药方案：

3mg/kg q2w，治疗 1 年

dabrafenib 联合 trametinib 方案：

dabrafenib（150mg，每日 2 次），trametinib（2mg，每日 1 次），治疗 1 年

维莫非尼的单药方案：

960mg，每日 2 次，治疗 1 年

伊匹木单抗方案：

10mg/kg q3w ×4 次，序贯 10mg/kg q12w，治疗 3 年

参考文献

［1］KIRKWOOD J M, IBRAHIM J G, SOSMAN J A, et al. High-dose interferon alfa-2b significantly prolongs relapse-free and overall survival compared with the GM2-KLH/QS-21 vaccine in patients with resected stage ⅡB-Ⅲ melanoma: results of intergroup trial E1694/S9512/C509801. J Clin Oncol, 2001, 19 (9): 2370-2380.

［2］KIRKWOOD J M, IBRAHIM J G, SONDAK V K, et al. High-and low-dose interferon alfa-2b in high-risk melanoma: first analysis of intergroup trial E1690/S9111/C9190. J Clin Oncol, 2000, 18 (12): 2444-2458.

［3］KIRKWOOD J M, STRAWDERMAN M H, ERNSTOFF M S, et al. Interferon alfa-2b adjuvant therapy of high-risk resected cutaneous melanoma: the Eastern Cooperative Oncology Group Trial EST 1684. J Clin Oncol, 1996, 14 (1): 7-17.

［4］MOCELLIN S, PASQUALI S, ROSSI C R, et al. Interferon alpha adjuvant therapy in patients with high-risk melanoma: a systematic review and meta-analysis. J Natl Cancer Inst, 2010, 102 (7): 493-501.

［5］PECTASIDES D, DAFNI U, BAFALOUKOS D, et al. Randomized phase Ⅲ study of 1 month versus

1 year of adjuvant high-dose interferon alfa-2b in patients with resected high-risk melanoma. J Clin Oncol, 2009, 27 (6): 939-944.

[6] CASCINELLI N, BUFALINO R, MORABITO A, et al. Results of adjuvant interferon study in WHO melanoma programme. Lancet, 1994, 343 (8902): 913-914.

[7] HAUSCHILD A, WEICHENTHAL M, RASS K, et al. Efficacy of low-dose interferon{alpha}2a 18 versus 60 months of treatment in patients with primary melanoma of ≥ 1.5 mm tumor thickness: results of a randomized phase Ⅲ DeCOG trial. J Clin Oncol, 2010, 28 (5): 841-846.

[8] EGGERMONT A M, SUCIU S, MACKIE R, et al. Post-surgery adjuvant therapy with intermediate doses of interferon alfa 2b versus observation in patients with stage Ⅱb/ Ⅲ melanoma (EORTC 18952): randomised controlled trial. Lancet, 2005, 366 (9492): 1189-1196.

[9] EGGERMONT A M, SUCIU S, SANTINAMI M, et al. Adjuvant therapy with pegylated interferon alfa-2b versus observation alone in resected stage Ⅲ melanoma: final results of EORTC 18991, a randomised phase Ⅲ trial. Lancet, 2008, 372 (9633): 117-126.

[10] MAO L, SI L, CHI Z, et al. A randomised phase Ⅱ trial of 1 month versus 1 year of adjuvant high-dose interferon alpha-2b in high-risk acral melanoma patients. Eur J Cancer, 2011, 47 (10): 1498-1503.

[11] AGARWALA S S, LEE S J, YIP W, et al. Phase Ⅲ randomized study of 4 weeks of high-dose interferon-alpha-2b in stage T2bNO, T3a-bNO, T4a-bNO, and T1-4N1a-2a (microscopic) melanoma: A

trial of the Eastern Cooperative Oncology Group-American College of Radiology Imaging Network Cancer Research Group (E1697) . J Clin Oncol, 2017, 35 (8): 885-892.

[12] EGGERMONT A M, SUCIU S, RUTKOWSKI P, et al. Long term follow up of the EORTC 18952 trial of adjuvant therapy in resected stage ⅡB-Ⅲ cutaneous melanoma patients comparing intermediate doses of interferon-alpha-2b (IFN) with observation: Ulceration of primary is key determinant for IFN-sensitivity. Eur J Cancer, 2016, 55: 111-121.

[13] EGGERMONT A M, SUCIU S, SANTINAMI M, et al. Adjuvant therapy with pegylated interferon alfa-2b versus observation alone in resected stage Ⅲ melanoma: final results of EORTC 18991, a randomised phase Ⅲ trial. Lancet, 2008, 372 (9633): 117-126.

[14] EGGERMONT A M, SUCIU S, TESTORI A, et al. Long-term results of the randomized phase Ⅲ trial EORTC 18991 of adjuvant therapy with pegylated interferon alfa-2b versus observation in resected stage Ⅲ melanoma. J Clin Oncol, 2012, 30 (31): 3810-3818.

[15] EGGERMONT A M, CHIARION-SILENI V, GROB J J, et al. Prolonged survival in stage Ⅲ melanoma with ipilimumab adjuvant therapy. N Engl J Med, 2016, 375 (19): 1845-1855.

[16] WEBER J, MANDALA M, DEL V M, et al. Adjuvant nivolumab versus Ipilimumab in resected stage Ⅲ or Ⅳ melanoma. N Engl J Med, 2017, 377 (19): 1824-1835.

[17] EGGERMONT A, BLANK C U, MANDALA M, et al. Adjuvant pembrolizumab versus placebo in resected stage Ⅲ melanoma. N Engl J Med, 2018, 378 (19): 1789-1801.

［18］ MAIO M, LEWIS K, DEMIDOV L, et al. Adjuvant vemurafenib in resected, BRAF (V600) muta-tion-positive melanoma (BRIM8): a randomised, double-blind, placebo-controlled, multicen-tre, phase 3 trial. Lancet Oncol, 2018, 19 (4): 510-520.

［19］ HAUSCHILD A, DUMMER R, SCHADENDORF D, et al. Longer follow-up confirms relapse-free survival benefit with adjuvant dabrafenib plus trametinib in patients with resected BRAF V600-Mutant stage Ⅲ melanoma. J Clin Oncol, 2018: O1801219.

［20］ LONG G V, HAUSCHILD A, SANTINAMI M, et al. Adjuvant dabrafenib plus trametinib in stage Ⅲ BRAF-Mutated melanoma. N Engl J Med, 2017, 377 (19): 1813-1823.

［21］ BURMEISTER BH, HENDERSON MA, AINSLIE J, et al. Adjuvant radiotherapy versus observa-tion alone for patients at risk of lymph-node field relapse after therapeutic lymphadenectomy for melanoma: a randomised trial. Lancet Oncol, 2012, 13 (6): 589-597.

［22］ HENDERSON MA, BURMEISTER BH, AINSLIE J, et al. Adjuvant lymph-node field radiotherapy versus observation only in patients with melanoma at high risk of further lymph-node field relapse after lymphadenectomy (ANZMTG 01. 02/TROG 02. 01): 6-year follow-up of a phase 4. Ran-domised controlled trial. Lancet Oncol, 2015, 16 (9): 1049-1060.

4.3　肢端黑色素瘤的晚期治疗原则

参见皮肤黑色素瘤的晚期治疗原则。

5 黏膜黑色素瘤的治疗原则

分期[a, o]	分层		I 级专家推荐	II 级专家推荐	III 级专家推荐
I、II、III 期（头颈部：III 期、IVA 期、IVB 期）	可手术切除	手术方式	原发灶完整切除术（若临床或影像学可见区域淋巴结转移：同时行区域淋巴结清扫术）[b, c, d, e]		
		术后辅助治疗	辅助化疗[f] 如为头颈部黏膜黑色素瘤：+ 局部放疗[g]	大剂量干扰素[h] 或 PD-1 单抗[i]	
	不可手术切除		化疗 + 抗血管生成药物[j] 如携带 *BRAF V600* 突变：BRAF 抑制剂[k]	PD-1 单抗 ± 阿昔替尼[l] 如携带 *BRAF V600* 突变：BRAF 抑制剂 +MEK 抑制剂[m] 如携带 *CKIT* 突变：CKIT 抑制剂[n] 如为头颈部黏膜黑色素瘤：+ 局部放疗[g]	
IV 期	任何 T，任何 N，M1		化疗 + 抗血管生成药物[j] 如携带 *BRAF V600* 突变：BRAF 抑制剂[k]	PD-1 单抗 ± 阿昔替尼[l] 如携带 *BRAF V600* 突变：BRAF 抑制剂 +MEK 抑制剂[m] 如携带 CKIT 突变：CKIT 抑制剂[n]	

除非特殊标注，上述证据级别均为 2A 类证据。

如有合适的临床研究，仍推荐入组临床研究。

【注释】

a. 黏膜黑色素瘤（mucosal melanoma, MM）为亚洲人群黑色素瘤第二大亚型（占 22.6%），包括鼻腔 / 鼻窦 / 鼻咽、口腔、直肠及肛管、生殖道、食管、泌尿道等部位来源的黑色素瘤。一项黏膜黑色素瘤全球最大宗队列研究（706 例、前瞻设计、回顾随访）比较了不同原发部位黏膜黑色素瘤自然病程、转移模式。研究结果提示头颈部、消化道、泌尿生殖道等部位来源黑色素瘤的 1/2/5 年生存率相似，提示不同部位来源的黏膜黑色素瘤具有类似的生物学行为、自然病程、转移模式[1, 2]。目前黏膜黑色素瘤的 TNM 分期正在建立中。头颈部来源（鼻腔 / 鼻窦 / 鼻咽、口腔）的黏膜黑色素瘤分期暂可参考 AJCC 分期。直肠及肛管、生殖道来源可暂按照有无肌层侵犯分为 I 期和 II 期，出现区域淋巴结转移的为 III 期，远处转移的为 IV 期。

b. 可切除的鼻腔、鼻窦及鼻咽黏膜黑色素瘤：手术方法包括鼻侧切入路和内镜手术，具体要根据肿瘤范围和外科医师的内镜技术水平。总的治疗原则为尽量整块切除，禁忌局部挤压和力求切缘阴性。病灶的黏膜切除范围包括肿瘤边界外 1.5~2cm 外观正常黏膜（包括卫星灶）。部分黏膜黑色素瘤患者伴有色素沉着斑，如沉着斑局限则一并切除；无法切除者，需要密切随访局部变化。病灶的深部切除范围根据病灶不同而各异，一般对深部切缘进行术中冰冻来确定是否切净；对于鼻腔、鼻窦及鼻咽黑色素瘤，瘤床多为骨质，无法在术中经冰冻了解切缘，切除到肿瘤组织周边影像正常毗邻解剖区的组织间隔即可。肿瘤累及下颌骨骨膜时，行下颌骨部分、水平或垂直切除，通常距肿瘤边缘的距离为 2cm 以上[3]。术中冰冻对于微小瘤灶有时诊断难以确定，可依据外科医师经验灵活把握，根据术后病理确定是否二次手术。鼻腔、鼻窦及鼻咽黑色素瘤的颈部淋巴结转移率低，原则上不做预防性清扫[4-6]，建议密切随访。对于临床或影像学检查提示有转移的，常规进行区域性或根治性淋巴结清扫；由于头颈部黏膜淋巴引流复杂，特别是上颈部有咽淋巴环，淋巴结组织非常丰富，因此鼻腔、鼻窦和鼻咽黏膜黑色素前哨淋巴结的定位困难，前哨淋巴结活检不作为常规检查推荐[6-7]。

c. 可切除的口腔黑色素瘤：总的原则是广泛切除并获取阴性切缘。切除的边界包括黏膜切缘和深部切缘。黏膜边界通常指包括肿瘤边界外 1.5~2cm 外观正常黏膜，深部边界根据肿瘤的原发部位的变异要求不同，由于口腔内解剖空间有限，应考虑到邻近重要组织器官的保留，因此对切除的边界不必片面追求宽度和深度，此时可通过送检冰冻切片确定切除的安全性；肿瘤累及下颌骨骨膜时，通常切除骨质与肿瘤的距离为 2cm[8-9]。由于头颈部淋巴循环解剖复杂，不建议以前哨淋巴结活检作为颈淋巴清扫的依据。对于 cN0 的患者是否采用同期淋巴清扫还有争议，通常建议观察或延期进行颈淋巴清扫[10]。

d. 可切除的直肠及肛管黑色素瘤：R0 切除是外科切除的主要目标。建议手术方法为经腹会阴直肠切除（APR）。APR 局部控制更好，可获得阴性切缘并清扫肠系膜淋巴结，但手术范围大、不保留肛门括约肌影响患者的生活质量。APR 也可用于梗阻患者以及需要补救手术者。WLE 要求切缘 ≥ 10mm。两种手术方式预后无显著差别。目前推荐以 APR 作为标准。对于外科切除方式的选择，需权衡能否获得 R0 切除、局部复发风险以及患者生活质量等因素[11]。

e. 可切除的生殖道黑色素瘤：在保证阴性切缘的前提下，不推荐预防性全子宫和双附件切除，除非有明确受侵[12]。

f. 黏膜黑色素瘤的生物学行为有别于皮肤黑色素瘤，其更易侵及血管，更易出现复发转移，术后辅助治疗更为关键。黏膜黑色素瘤全球首个前瞻性辅助治疗研究由北京大学肿瘤医院 2012 年 ASCO 大会发布。该研究前瞻性随机对照比较了黏膜黑色素瘤术后接受观察、大剂量干扰素治疗、替莫唑胺 + 顺铂化疗的辅助治疗方案，研究初步提示替莫唑胺 + 顺铂化疗组延长了无复发生存时间[13, 14]。2018 年 ASCO 大会，一项国内多中心、前瞻性、随机对照Ⅲ期黏膜黑色素瘤辅助治疗研究公布，研究共入组 204 例黏膜黑色素瘤术后无远处转移患者，按 1∶1 随机至大剂量干扰素组［干扰素 α-2b，静脉注射 15×10^9 U/（$m^2 \cdot d$），第 1~5 天 / 周，持续 4 周，然后皮下注射 9×10^9 U/d，每周 3 次，持续 48 周］和辅助化疗组［口服替莫唑胺 200mg/（$m^2 \cdot d$），第 1~5 天；顺铂静脉滴注 25mg/（$m^2 \cdot d$），第 1~3 天，每 21 天重复，持续 6 个周期］。研究结果显示：干扰素组中位 RFS 时间为 9.47 个月，化疗组为 15.53 个月，化疗组复发风险降低 44%（$P<0.001$）。干扰素组 DMFS 时间为 9.57 个月，化疗组为 16.80 个月，化疗组远处转移风险降低 47%（$P<0.001$）[15]。研究结果进一步证实，辅助化疗优于辅助干扰素治疗。

g. 对于鼻腔 / 鼻窦 / 鼻咽、口腔黏膜黑色素瘤，术后辅助放疗能够改善肿瘤的局部控制率，但尚无高级别循证医学证据提示术后放疗能延长生存期[16]。放疗时间建议在术后 6 周之内，给予瘤床及颈部淋巴引流区域放疗，口腔原发灶放疗仅限于局部极晚期或为了保护功能无法达到阴性切缘者，颈部高危区域（转移淋巴结数目 ≥ 2 个，直径 ≥ 3cm，淋巴结结外侵犯，淋巴清扫后局部再次复发）可辅助行颈部淋巴引流区域放疗[17-18]。

h. 辅助大剂量干扰素治疗可作为黏膜黑色素瘤患者的备选，总体改善无复发生存时间不如辅助化疗，但部分患者仍可从中获益。具体用法：干扰素 α -2b，静脉注射 15×10^9 U/（$m^2 \cdot d$），第 1~5 天/周，持续 4 周，然后皮下注射 9×10^9 U/d，每周 3 次，持续 48 周[13-15]。因既往临床研究中采用的甘乐能停产，国产干扰素建议等量应用。根据说明书给予皮下或肌内注射。

i. 辅助 PD-1 单抗治疗目前已在皮肤黑色素瘤中得到疗效验证。黏膜黑色素瘤辅助 PD-1 单抗 vs. 大剂量干扰素的研究正进行中，有待结果[19]。目前具体用法：①特瑞普利单抗 3mg/kg，q2w，治疗 1 年。②帕博利珠单抗 2mg/kg，q3w，治疗 1 年。

j. 黏膜黑色素瘤易侵及血管，可能是其对抗血管生成药物相对敏感的原因之一[20]。2018 年 ESMO 大会公布的中国回顾性研究分析提示，一线（DTIC+ 顺铂 + 恩度）方案的 PFS 时间为 4 个月，二线（紫杉醇 + 卡铂 + 贝伐珠单抗）的 PFS 时间为 2 个月，因此，化疗 + 抗血管生成药物可作为不可切除或者晚期黏膜黑色素瘤的方案备选[21]。常用化疗 + 抗血管生成药物方案：①达卡巴嗪+恩度方案：DTIC 250mg/m^2 d1~5，恩度 7.5mg/m^2 d1~14 q4w。②替莫唑胺+恩度方案：TMZ 200mg/m^2 d1~5，恩度 7.5mg/m^2 d1~14 q4w。③紫杉醇 + 卡铂 ± 贝伐珠单抗方案：紫杉醇 175mg/m^2 d1，卡铂 AUC=5， ± 贝伐珠单抗 5mg/kg d1/15 q4w。④白蛋白结合型紫杉醇 + 卡铂 ± 贝伐珠单抗方案：白蛋白结合型紫杉醇 260mg/m^2 d1，卡铂 AUC=5， ± 贝伐珠单抗 5mg/kg d1/15 q4w。

k. BRAF 突变黑色素瘤患者可从 BRAF 抑制剂维莫非尼治疗中获益，皮肤黑色素瘤相关研究均已证实，详见皮肤黑色素瘤部分。黏膜黑色素瘤中 BRAF 突变占 12% 左右，中国的维莫非尼研究及上市后回顾性研究中，同样可看到维莫非尼在 BRAF 突变黏膜黑色素瘤的类似疗效。具体用法：维莫非尼 960mg bid [22-23]。

1. 对于不可切除的局部晚期黑色素瘤或者远处转移的黑色素瘤，PD-1 单抗 + 阿昔替尼方案可获得较好疗效。2019 年 8 月 12 日，*J Clin Oncol* 在线发表了"JS001 联合阿昔替尼一线治疗晚期黏膜黑色素瘤的 Ib 期临床研究"，这是一项ⅠB 期、单中心、开放的试验，分为剂量递增组（A）和剂量扩展组（B），评估特瑞普利单抗联合阿昔替尼治疗晚期黏膜黑色素瘤的安全性和有效性。A 组予阿昔替尼，每日 2 次，每次 5mg；联合特瑞普利单抗 1 或 3mg/kg，每 2 周一次。第一剂量水平组最初至少 3 例患者，如果发生剂量限制性毒性，队列扩大到 6 例患者。2017 年 4 月 25 日—2018 年 4 月 2 日，共纳入 33 例晚期黏膜黑色素瘤患者，31 例患者没有接受过化疗。截至 2018 年 12 月 19 日，共有 11 例患者（33.3%）死亡，4 例患者（12.1%）因病情进展停止治疗，18 例患者（54.5%）继续治疗。中位治疗时间为 9.4 个月，25 例患者（75.8%）相比基线病灶缩小。29 例未接受化疗的患者可评估疗效，其中 RECIST 标准下，14 例患者部分缓解或完全缓解，有效率为 48.3%，疾病控制率为 86.2%；irRECIST 标准下，有效率为 51.7%。中位 TTR 为 2.1 个月，因为 14 例缓解的患者中，有 11 例患者正在持续缓解，中位 DoR 尚未达到。RECIST 标准的中位 PFS 为 7.5 个月，irRECIST 标准的中位 PFS 为 8.9 个月。安全性上，32 例患者出现治疗相关不良事件（TRAEs），但大多数为 1/2 级。12 例患者出现 3 级 TRAE，1 例患者出现 4 级 TARE（脂肪酶升高）。3 级 TAREs 包括蛋白尿（n=3）、高血压（n=3）、中性粒细胞减少（n=3）、ALT 升高（n=2）、体重下降（n=2）、腹泻（n=1）、肌酸激酶升高（n=1）、

AST 升高（n=1）、脂肪酶升高（n=1）、白血球减少症（n=1）、贫血（n=1）、谷氨酰基转移酶升高（n=1）、血肌酐升高（n=1）、低钠血症（n=1）和食管瘘（n=1）[24]。目前具体用法：①特瑞普利单抗 3mg/kg，q2w+ 阿昔替尼 5mg bid；②帕博利珠单抗 2mg/kg，q3w+ 阿昔替尼 5mg bid。

m. 一项 III 期临床研究纳入了 423 例 BRAF V600 基因突变的晚期患者，评价联合治疗（BRAF 抑制剂 +MEK 抑制剂）的安全性和疗效。该研究随机分为两组：dabrafenib 单药与 dabrafenib 联合 trametinib。结果显示，联合用药组的无进展生存（11.0 个月 vs. 8.8 个月；HR 0.67，95% CI 0.53~0.84；P = 0.000 4）和 OS（25.1 个月 vs. 18.7 个月；HR 0.71，95% CI 0.55~0.92；P = 0.010 7）明显提高。2015 年 ASCO 会议报道了维莫非尼联合 MEK 抑制剂（cobimetinib）的 coBRIM 研究最新结果，截至 2015 年 1 月，中位随访时间 14 个月，维莫非尼 + 安慰剂组的 PFS 时间为 7.2 个月，联合治疗组的为 12.3 个月，联合治疗组显著降低进展风险。常用方案具体用法：dabrafenib 150mg bid+trametinib 2mg qd [25-27]。

n. 黏膜黑色素瘤中 CKIT 突变占 10% 左右，C-KIT 抑制剂伊马替尼的 II 期临床研究显示，存在 KIT 突变或者扩增的转移性黑色素瘤患者的总体有效率为 20%~30%，疾病控制率为 35%~55%，但是大部分有效的患者维持时间较短。这些 II 期临床研究纳入了相当大比例皮肤亚型以外的黑色素瘤（46%~71% 为黏膜型）。结果显示，黏膜型比肢端或阳光损伤型黑色素瘤具有更好的反应率，并且 KIT 突变患者比单纯扩增的患者显示出更好的疗效。中国的一项 II 期单臂临床研究纳入了 43 例 c-KIT 突变的转移性黑色素瘤患者，结果显示伊马替尼对 c-KIT 突变患者的总体有效率 53.5%，1 年 OS 为 51%。其中达到 PR 的 10 个患者中 9 个存在 11 或 13 外显子突变，疗效达到 PR 和 SD 的患者预后相差较大，PFS 分别为 9.0 个月和 1.5 个月（$P<0.001$），OS 分别为 15 个月和 9 个月（$P=0.036$）。具体用法：伊马替尼 400mg qd[28-31]。

o. 随访原则：黏膜黑色素瘤的随访原则大体同黑色素瘤总的随访原则，需要强调同时注意行局部复发的监测随访，建议定期根据原发灶部位行鼻内镜 / 口腔专科检查 / 胃镜 / 肠镜 / 妇科专科检查 / 泌尿外科专科检查等。

参考文献

[1] B LIAN, CL CUI, L ZHOU, et al. The natural history and patterns of metastases from mucosal melanoma: an analysis of 706 prospectively-followed patients. Annals of Oncology, 2017, 28: 868-873.

[2] CUI C, LIAN B, ZHOU L, et al. Multifactorial analysis of prognostic factors and survival rates among 706 mucosal melanoma patients. Ann Surg Oncol, 2018 Aug, 25 (8): 2184-2192.

[3] DE GRAEFF A, DE LEEUW JR, ROS WJ, et al. Pretreatment factors predicting quality of life after-treatment for head and neck cancer. Head Neck, 2000, 22: 398-407.

[4] MELETI M, VESCOVI P, MOOI WJ, et al. Pigmented lesions of the oral mucosa and perioral tissues: a flow-chart for the diagnosis and some recommendations for the management. Oral Surg Oral

Med Oral Pathol Oral Radiol Endo, 2008, 105 (5): 606-616.

[5] PRASAD ML, PATEL SG, HUVOS AG, et al. Primary mucosal melanoma of the head and neck: a proposal for microstaging localized, Stage I (lymph node-negative) tumors. Cancer, 2004, 100: 1657-1664.

[6] STAREK I, KORANDA P, BENES P. Sentinel lymph node biopsy: a new perspective in head and neck mucosal melanoma? Melanoma research, 2006, 16: 423-427.

[7] PAOLO AA, REMO A, GERARDO B, et al. Mucosal Melanoma of the Head and Neck. Crit Rev Oncol Hematol. 2017 Apr; 112: 136-152.

[8] ASCIERTO PA, ACCORONA R, BOTTI G et al. Mucosal melanoma of the head and neck. Critical Reviews in Oncology/Hematology, 2017, 112: 136-152.

[9] WANG X, WU H-M, REN G-X et al. Primary oral mucosal melanoma: advocate a wait-and-see policy in the clinically N0 patient. Journal of Oral and Maxillofacial Surgery, 2012, 70: 1192-1198.

[10] WU Y, ZHONG Y, LI C et al. Neck dissection for oral mucosal melanoma: Caution of nodular lesion. Oral Oncology, 2014, 50: 319-324.

[11] HEENEY A, MULSOW J, HYLAND JM. Treatment and outcomes of anorectal melanoma. Surgeon, 2011, 9 (1): 27-32.

[12] PIURA B. Management of primary melanoma of the female urogenital tract. The Lancet Oncology, 2008, 9: 973-981.

[13] BIN LIAN, LU SI, CHUANLIANG CUI, et al. Phase II randomized trial comparing high-dose IFN-a2b with temozolomide plus cisplatin as systemic adjuvant therapy for resected mucosal melanoma, 2012 ASCO Annual Meeting, Chicago, United States, 2012. 6. 1-6. 5. Oral Presentation.

[14] BIN LIAN, LU SI, CHUANLIANG CUI, et al. Phase II randomized trial comparing high-dose IFN-a 2b with temozolomide plus cisplatin as systemic adjuvant therapy for resected mucosal melanoma. Clin Cancer Res, 2013, 19 (16): 4488-4498.

[15] B LIAN, CL CUI, X SONG, et al. Phase 3 randomized, multicenter trial comparing high-dose IFN-a2b with temozolomide plus cisplatin as adjuvant therapy for resected mucosal melanoma. 2018 ASCO Annual Meeting, Chicago, United States, 2018. 6. 1-6. 5. Poster Presentation.

[16] CHRISTOPHERSON K, MALYAPA RS, WERNING JW, et al. Radiation therapy for mucosal melanoma of the head and neck. Am J Clin Oncol. 2015, 38 (1): 87-89.

[17] DIRIX P, VANSTRAELEN B, JORISSEN M et al. Intensity-modulated radiotherapy for sinonasal cancer: improved outcome compared to conventional radiotherapy. International Journal of Radiation Oncology Biology Physics, 2010, 78: 998-1004.

[18] WU AJ, JENNIFER G, ZHUNG JE et al. Radiotherapy after surgical resection for head and neck mucosal melanoma. Am J Clin Oncol, 2010, 33: 281-285.

[19] CL CUI, B LIAN, X SONG, et al. A phase II randomized, control, multi-center study comparing recombinant humanized anti-PD-1 mAb with high-dose IFN-a2b as adjuvant therapy for resected mucosal

melanoma. 2018 ASCO Annual Meeting, Chicago, United States, 2018. 6. 1-6. 5.

[20] CUI C, MAO L, CHI Z, et al. A phase Ⅱ, randomized, double-blind, placebo-controlled multicenter trial of Endostar in patients with metastatic melanoma. Mol Ther, 2013, 21: 1456-1463.

[21] C CUI, X YAN, S LIU, et al. Treatment pattern and clinical outcomes of patients with locally advanced and metastatic melanoma in a real-world setting in China, Annals of Oncology, 1 October 2018, Volume 29, Issue suppl_8.

[22] SI L, ZHANG X, XU Z, et al. Vemurafenib in Chinese patients with BRAFV600 mutation-positive unresectable or metastatic melanoma: an open-label, multicenter phase I study. BMC Cancer, 2018, 18 (1): 520.

[23] BAI X, MAO LL, CHI ZH, et al. BRAF inhibitors: efficacious and tolerable in BRAF-mutant acral and mucosal melanoma. Neoplasma, 2017, 64: 626-632.

[24] XINAN SHENG, XIEQIAO YAN, ZHIHONG CHI, et al. Axitinib in combination with toripalimab, a humanized immunoglobulin G4 monoclonal antibody against programmed cell death-1, in patients with metastatic mucosal melanoma: An open-label phase IB trial. Journal of Clinical Oncology, 2019, 37, (32): 2987-2999.

[25] FLAHERTY KT, ROBERT C, HERSEY P, et al. Improved survival with MEK inhibition in BRAF-mutated melanoma. N Engl J Med, 2012, 367: 107-114.

[26] KIM KB, KEFFORD R, PAVLICK AC, et al. Phase Ⅱ study of the MEK1/MEK2 inhibitor trametinib

in patients with metastatic BRAF mutant cutaneous melanoma previously treated with or without a BRAF inhibitor. J Clin Oncol, 2013, 31: 482-489.

［27］ LONG GV, STROYAKOVSKIT D, GOGAS H, et al. Dabrafenib and trametinib versus dabrafenib and placebo for Val600 BRAF-mutant melanoma: a multicentre, double-blind, phase 3 randomised controlled trial. Lancet, 2015, 386: 444-451.

［28］ GUO J, SI L, KONG Y, et al. Phase Ⅱ, open-label, single-arm trial of imatinib mesylate in patients with metastatic melanoma harboring c-Kit mutation or amplification. J Clin Oncol, 2011, 29: 2904-2909.

［29］ CARVAJAL RD, ANTONESCU CR, WOLCHOK JD, et al. KIT as a therapeutic target in metastatic melanoma. JAMA, 2011, 305: 2327-2334.

［30］ HODI FS, CORLESS CL, GIOBBIE-HURDER A, et al. Imatinib for melanomas harboring mutationally activated or amplified KIT arising on mucosal, acral, and chronically sun-damaged skin. J Clin Oncol, 2013, 31: 3182-3190.

［31］ GUO J, CARVAJAL RD, DUMMER R, et al. Efficacy and safety of nilotinib in patients with KIT-mutated metastatic or inoperable melanoma: final results from the global, single-arm, phase Ⅱ TEAM trial. Ann Oncol, 2017, 28 (6): 1380-1387.

6 眼部葡萄膜黑色素瘤的治疗原则

分期 [a, m]	分层	I 级专家推荐	II 级专家推荐	III 级专家推荐
I、II、III 期	手术方式	眼球摘除术 [b] 或巩膜表面敷贴器放射治疗 [d]	肿瘤局部切除术 [c] 或眶内容剜除术 [e]	
	术后辅助治疗	临床研究	大剂量干扰素 [f]	
IV 期	任何T，任何N，M1	临床研究	化疗 + 抗血管生成药物 [g] 如有肝转移，同时联合肝动脉化疗栓塞 [h]	如有肝转移，行肝转移灶瘤体注射 [i] ipilimumab [j] MEK 抑制剂 [k] PD-1 单抗 [l]

以上 III 级专家推荐为 2B 类证据，其余证据级别均为 2A 类证据。

如有合适的临床研究，仍推荐入组临床研究。

【注释】

a. 参见 AJCC 的眼部葡萄膜黑色素瘤（ureal melanoma, UM）分期（见后续附件）。

b. 眼球摘除术：建议大型肿瘤、疼痛无视力的或无光感的眼球采用眼球摘除。

c. 局部切除术：部分无法做到扩大切除的患者可考虑局部切除术。

d. 巩膜表面敷贴器放射治疗：为国外部分眼科中心的首选疗法，属于一种近距离放疗，具体方法是在局部巩膜表面放置一个含 ^{125}I 或 ^{106}Ru 放射性粒子的金属盘。建议小型和中型肿瘤采用敷贴放射治疗[1]。

e. 眶内容剜除术：适宜于较大范围的肿瘤穿出眼球扩散至眼眶的病例。

f. 国内外部分研究证实大剂量干扰素可改善眼部黑色素瘤的无复发生存时间，另一些联合细胞毒化疗和免疫治疗药物的研究在进行之中，对于经转移风险评估为高风险的患者，可考虑入组新的临床研究[2-6]。大剂量干扰素具体用法：干扰素 a-2b，静脉注射 15×10^9 U/（$m^2 \cdot d$），第 1~5 天 / 周，持续 4 周，然后皮下注射 9×10^9 U/d，每周 3 次，持续 48 周。

g. 目前研究报道化疗 + 抗血管生成药物可改善晚期眼部黑色素瘤生存时间[7-9]，常用化疗 + 抗血管生成药物方案：①达卡巴嗪 + 恩度方案：DTIC 250mg/m² d1~5，恩度 7.5mg/m² d1~14 q4w；②替莫唑胺 + 恩度方案：TMZ 200mg/m² d1~5，恩度 7.5mg/m² d1~14 q4w；③紫杉醇 + 卡铂 ± 贝伐珠单抗方案：紫杉醇 175mg/m² d1，卡铂 AUC=5，± 贝伐珠单抗 5mg/kg d1/15 q4w；④白蛋白结合型紫杉醇 + 卡铂 ± 贝伐珠单抗方案：白蛋白结合型紫杉醇 260mg/m² d1，卡铂

AUC=5, ± 贝伐珠单抗 5mg/kg d1/15 q4w。

h. UM 最常见转移部位为肝。对于肝转移患者，除了全身治疗，另需要行肝局部治疗，目前研究证实肝动脉化疗栓塞（顺铂、福莫司汀）可提高肝转移局控率，延长生存时间[10-14]。

i. 肝转移瘤体注射：目前国内单中心研究证实通过超声引导下肝转移灶溶瘤病毒瘤体注射可延长患者 PFS 时间，有效患者可长期获益[15]。

j. ipilimumab：2017 年一项 Meta 分析的结果显示：转移 UM 对 ipilimumab 的反应率较低，建议有必要进一步评估联合免疫检查点抑制剂（ICB）的作用。目前有两个主要的 II 期临床试验结果可参考。2015 年 DeCOG 报道的多中心 II 期临床试验中，中位 OS 为 6.8 个月（95% CI 3.7~8.1），中位 PFS 为 2.8 个月（95%CI 2.5~2.9）。1 年和 2 年 OS 分别为 22% 和 7%。结论是：ipilimumab 对于转移 UM 的临床疗效非常有限。2014 年 GEM 报道 OS 为 10 个月，1 年和 2 年 OS 分别为 48% 和 25%。这两个研究的区别在于前者的剂量为 3mg/kg，85% 的患者曾用过其他治疗，后者用了 10mg/kg 的更高剂量，所有患者均未经治疗。结论是：ipilimumab 对 UM 的一线治疗效果与皮肤黑色素瘤相近。与前者相比该结论相对更为乐观[16-17]。英国 UM 指南推荐 ipilimumab 治疗转移 UM。

k. MEK 抑制剂：2018 年一项 Meta 分析的结果显示：转移 UM 对 MEK 抑制剂的反应率很低，不推荐。尽管之前还是有些较为乐观的结果报道。2014 年 Carvajal 等报道一项随机、开放的多中心（美国和加拿大共 15 个临床肿瘤中心）II 期临床试验在 120 例转移的 UM 患者中比较了 selumetinib 与 dacarbazine 的治疗效果。结果显示：中位 PFS 在 dacarbazine 组为 7 周，在

selumetinib 组为 15.9 周。中位 OS 在 dacarbazine 组为 9.1 个月，在 selumetinib 组为 11.8 个月。dacarbazine 组无客观反应，selumetinib 组客观反应率为 49%。结论是：selumetinib 与 dacarbazine 相比，在提高 PFS 和反应率方面有一定的作用，但并没有提高 OS。此后，进一步开展了评价 selumetinib 联合 dacarbazine 治疗转移 UM 的多中心、随机、双盲Ⅲ期临床试验 SUMIT，试验组和对照组的 PFS 分别是 2.8 个月和 1.8 个月，OS 数据不成熟，ORR 从Ⅱ期临床试验的 14% 降至Ⅲ期临床试验的 3%。此外，目前还有两个正在进行中的 selumetinib 的Ⅱ期临床试验[18-20]。

l. 抗 PD-1 或抗 PD-L1 单抗：有关临床报道尚少，从一些小样本前瞻性的或者回顾性的研究报道看结果不甚乐观，转移 UM 对抗 PD-1 或抗 PD-L1 单抗的反应率很低。目前还有一些正在进行的临床试验有待验证[21-22]。

m. 随访原则：眼部葡萄膜黑色素瘤的随访原则大体同黑色素瘤总的随访原则，需要强调同时注意行局部复发的监测随访，建议定期至眼科专科就诊。

参考文献

[1] DIENER-WEST M, EARLE JD, FINE SL, et al. Collaborative Ocular Melanoma Study Group. The COMS randomized trial of iodine125 brachytherapy for choroidal melanoma, Ⅲ: initial mortality findings. COMS Report No. 18. Arch Ophthalmol, 2001, 119 (7): 969-982.

[2] NATHAN P, COHEN V, COUPLAND S, et al. United Kingdom Uveal Melanoma Guideline Development Working Group. Uveal Melanoma UK National Guidelines. Eur J Cancer, 2015, 51 (16): 2404-2412.

[3] WEIS E, SALOPEK TG, MCKINNON JG, et al. Management of uveal melanoma: a consensus-based provincial clinical practice guideline. Curr Oncol, 2016, 23 (1): e57-64.

[4] CHOUDHARY MM, TRIOZZI PL, SINGH AD. Uveal melanoma: evidence for adjuvant therapy. Int Ophthalmol Clin, 2015, 55 (1): 45-51.

[5] BLUM ES, YANG J, KOMATSUBARA KM, CARVAJAL RD. Clinical management of uveal and conjunctival melanoma. Oncology (Williston Park), 2016, 30 (1): 29-32, 34-43, 48.

[6] KRANTZ BA, DAVE N, KOMATSUBARA KM, et al. Uveal melanoma: epidemiology, etiology, and treatment of primary disease. Clin Ophthalmol, 2017, 11: 279-289.

［7］ CARVAJAL RD, SCHWARTZ GK, TEZEL T, et al. Metastatic disease from uveal melanoma: treatment options and future prospects. Br J Ophthalmol, 2017, 101 (1): 38-44.

［8］ NATHAN P, COHEN V, COUPLAND S, et al. United Kingdom Uveal Melanoma Guideline Development Working Group. Uveal Melanoma UK National Guidelines. Eur J Cancer, 2015, 51 (16): 2404-2412.

［9］ OLIVA M, RULLAN AJ, PIULATS JM. Uveal melanoma as a target for immune-therapy. Ann Transl Med, 2016, 4 (9): 172.

［10］ SATO T. Locoregional management of hepatic metastasis from primary uveal melanoma. Semin Oncol, 2010, 37 (2): 127-138.

［11］ SHIBAYAMA Y, NAMIKAWA K, SONE M, et al. Efficacy and toxicity of transarterial chemoembolization therapy using cisplatin and gelatin sponge in patients with liver metastases from uveal melanoma in an Asian population. Int J Clin Oncol, 2017, 22 (3): 577-584.

［12］ VALSECCHI ME, TERAI M, ESCHELMAN DJ, et al. Double-blinded, randomized phase Ⅱ study using embolization with or without granulocyte-macrophage colony-stimulating factor in uveal melanoma with hepatic metastases. J Vasc Interv Radiol, 2015, 26 (4): 523-32. e2.

［13］ EDELHAUSER G, SCHICHER N, BERZACZY D, et al. Fotemustine chemoembolization of hepatic metastases from uveal melanoma: a retrospective single-center analysis. AJR Am J Roentgenol, 2012, 199 (6): 1387-1392.

［14］ GONSALVES CF, ESCHELMAN DJ, SULLIVAN KL, et al. Radioembolization as salvage therapy for hepatic metastasis of uveal melanoma: a single-institution experience. AJR Am J Roentgenol, 2011, 196 (2): 468-473.

［15］ CHUANLIANG CUI, BIN LIAN, ZHIHONG CHI, et al. Phase I c study of OrienX010 oncolytic viruses injected into hepatic lesions in melanoma patients with liver metastases. J Clin Oncol, 2018, 35 (suppl; abstr e21013).

［16］ ZIMMER L, VAUBEL J, MOHR P, et al. Phase II DeCOG study of ipilimumab in pretreated and treatment-naïve patients with metastatic uveal melanoma. PLoS One, 2015, 10: e0118564.

［17］ PIULATS RODRIGUEZ J, OCHOA DE OLZA M, CODES M, et al. Phase II study evaluating ipilimumab as a single agent in the first-line treatment of adult patients (Pts) with metastatic uveal melanoma (MUM): The GEM-1 trial. J Clin Oncol, 2014, 32: abstr 9033.

［18］ CARVAJAL RD, SOSMAN JA, QUEVEDO JF, et al. Effect of selumetinibvs chemotherapy on progression-free survival in uveal melanoma: a randomized clinical trial. JAMA, 2014, 311: 2397-2405.

［19］ CARVAJAL RD, SCHWARTZ GK, MANN H, et al. Study design and rationale for a randomised, placebo-controlled, double-blind study to assess the efficacy of selumetinib (AZD6244; ARRY-142886) in combination with dacarbazine in patients with metastatic uveal melanoma (SUMIT) . BMC Cancer, 2015, 15: 467.

［20］ KOMATSUBARA KM, MANSON DK, CARVAJAL RD. Selumetinib for the treatment of metastatic uveal melanoma: past and future perspectives. Future Oncol, 2016, 12 (11): 1331-1344.

[21] ALGAZI AP, TSAI KK, SHOUSHTARI AN, et al. Clinical outcomes in metastatic uveal melanoma treated with PD-1 and PD-L1 antibodies. Cancer, 2016, 122 (21): 3344-3353.

[22] KARYDIS I, CHAN PY, WHEATER M, et al. Clinical activity and safety of pembrolizumab in ipili-mumab pre-treated patients with uveal melanoma. Oncoimmunology, 2016, 5 (5): e1143997.

附：

AJCC 第 8 版脉络膜、睫状体黑色素瘤分期

T 分期	分期标准	N 分期	分期标准	M 分期	分期标准
				M0	临床分期无远处转移
T1	肿瘤大小 1 级	N1	区域淋巴结转移或存在眼眶肿瘤	M1	有远处转移
T1a	肿瘤大小 1 级，不伴睫状体累及，无球外生长	N1a	一个或一个以上区域淋巴结转移	M1a	最大转移灶的最大径 ≤ 3.0cm
T1b	肿瘤大小 1 级，伴睫状体累及	N1b	无区域淋巴结转移，但有与眼球不连续的独立肿瘤侵犯眼眶	M1b	最大转移灶的最大径 3.1~8.0cm
T1c	肿瘤大小 1 级，不伴睫状体累及，伴球外生长，且最大径 ≤ 5mm			M1c	最大转移灶的最大径 ≥ 8.1cm
T1d	肿瘤大小 1 级，伴睫状体累及，且球外生长最大径 ≤ 5mm				

AJCC 第 8 版脉络膜、睫状体黑色素瘤分期（续表）

T 分期	分期标准	N 分期	分期标准	M 分期	分期标准
T2	肿瘤大小 2 级				
T2a	肿瘤大小 2 级，不伴睫状体累及，无球外生长				
T2b	肿瘤大小 2 级，伴睫状体累及				
T2c	肿瘤大小 2 级，不伴睫状体累及，伴球外生长，且最大径 ≤ 5mm				
T2d	肿瘤大小 2 级，伴睫状体累及，且球外生长最大径 ≤ 5mm				
T3	肿瘤大小 3 级				
T3a	肿瘤大小 3 级，不伴睫状体累及，无球外生长				
T3b	肿瘤大小 3 级，伴睫状体累及				
T3c	肿瘤大小 3 级，不伴睫状体累及，伴球外生长，且最大径 ≤ 5mm				

AJCC 第 8 版脉络膜、睫状体黑色素瘤分期（续表）

T 分期	分期标准	N 分期	分期标准	M 分期	分期标准
T3d	肿瘤大小 3 级，伴睫状体累及，且球外生长最大径 ≤ 5mm				
T4	肿瘤大小 4 级				
T4a	肿瘤大小 4 级，不伴睫状体累及，无球外生长				
T4b	肿瘤大小 4 级，伴睫状体累及				
T4c	肿瘤大小 4 级，不伴睫状体累及，伴球外生长，且最大径 ≤ 5mm				
T4d	肿瘤大小 4 级，伴睫状体累及，且球外生长最大径 ≤ 5mm				
T4e	任何肿瘤大小，伴有球外生长，最大径 >5mm				

AJCC 第 8 版病理分期

T	N0	N1
T1a	I	IV
T1b-d	II A	IV
T2a	II A	IV
T2b	II B	IV
T3a	II B	IV
T2c-d	III A	IV
T3b-c	III A	IV
T4a	III A	IV
T3d	III B	IV
T4b-c	III B	IV
T4d-e	III C	IV
M1a-c	IV	IV

7　随访原则

7.1 皮肤黑色素瘤的随访

目的	I 级专家推荐	II 级专家推荐	III 级专家推荐
0 期 （原位）	1. 随访频率： 每年一次		
	2. 随访内容： 常规随访； 不推荐行常规影像学检查排除无症状 的复发或转移		
I A~ II A 期 （NED）	1. 随访频率： 前 5 年每 6~12 个月一次； 5 年后根据临床要求每年一次 2. 随访内容： 常规随访； 病史和查体（重点检查淋巴结和皮肤）； 不推荐行常规影像学检查排除无症状 的复发或转移		

皮肤黑色素瘤的随访（续表）

目的	Ⅰ级专家推荐	Ⅱ级专家推荐	Ⅲ级专家推荐
ⅡB~Ⅳ期（NED）	1. 随访频率： 前 2 年每 3~6 个月一次； 3~5 年每 3~12 个月一次； 5 年后根据临床要求每年一次		
	2. 随访内容： 常规随访； 病史和查体（重点检查淋巴结和皮肤）； 浅表淋巴结超声； 胸部 CT； 腹盆腔增强 CT 或 MRI； 头颅增强 MRI 或 CT； 骨扫描	腹盆超声	PET-CT
症状恶化或新发症状者	随时随访		

【注释】

a. 目前没有明确的数据表明，何种监测手段及间隔时间是最合适的。

b. 随访的目的在于进展发现肿瘤的复发及第二肿瘤的发生。但目前没有明确的证据表明，在出现症状前发现内脏转移，可以改善患者的预后。因此需要权衡随访与生存获益、患者的生活质量、检查所带来的辐射之间的关系[1]。

c. 常规随访包括[2]：

- 终生每年至少行 1 次皮肤检查；
- 教育患者定期行皮肤和淋巴结自检；
- 不推荐行常规血液学检查；
- 体检时发现可疑淋巴结时，需行区域淋巴结超声检查；
- 对建议行前哨淋巴结活检但没有进行的，或者无法行前哨淋巴结活检的，或者前哨淋巴结活检不成功的，或者前哨淋巴结活检阳性但未行淋巴结清扫术的患者，根据淋巴结复发的风险，在确诊后的前 2~3 年每 3~12 个月行区域淋巴结超声检查；对于前哨淋巴结活检阳性但未行淋巴结清扫术的患者，也可以参照 MSLT-II 和 DeCOG 研究进行体检和区域淋巴结超声检查：前 2 年每 4 个月一次，3~5 年每 6 个月一次；
- 随访安排受以下因素影响：复发风险，原发黑色素瘤，黑色素家族史，以及不典型痣，患者和医师的关注程度；

- 对于同时存在 3 个及以上侵袭性黑色素瘤，或者侵袭性黑色素瘤，胰腺癌，和 / 或星型细胞瘤同时发生的个人或家庭，可以考虑行遗传咨询，检测 *p16/CDKN2A* 突变。也可考虑检测其他容易诱发黑色素瘤的基因，比如 CDK4，TERT，MITF 和 BAP1 等。

d. 患者自查和医师的体检对于发现黑色素瘤局部复发和区域淋巴结转移非常重要。前者发现 17%~67% 的复发，后者发现 14%~55% 的复发[3-6]。

e. 影像学检查更容易发现远处转移，对于局部复发的阳性率较低。一项 Meta 分析显示，超声检查对于区域淋巴结转移的阳性发现率最高，PET/CT 对远处转移的阳性发现率最高[7]。

f. 分期越早，发生远处转移的风险越低。Ⅰ~Ⅱ期复发患者，局部复发占 15%~20%，区域淋巴结转移占 50%，远处转移占 29%[8, 9]。Ⅲ期复发患者，远处转移可以占 50%[10]。

g. 初诊患者的分期与复发时间密切相关。Ⅰ~Ⅱ期患者出现复发高峰期在 4.4 年以内[4]，ⅢA~ⅢB 期患者复发高峰期在 3 年以内，ⅢC 期患者复发高峰期在 2 年以内[10]。

7.2　黏膜和眼部黑色素瘤随访

见各章节。

参考文献

[1] FAZEL, R. Exposure to low-dose ionizing radiation from medical imaging procedures. N Engl J Med, 2009, 361 (9): 849-857.

[2] NCCN. NCCN clinical practice guidelines in oncology for cutaneous melanoma (Version 1. 2019).

[3] HOFMANN U. Primary staging and follow-up in melanoma patients-monocenter evaluation of methods, costs and patient survival. Br J Cancer, 2002, 87 (2): 151-157.

[4] GARBE C. Prospective evaluation of a follow-up schedule in cutaneous melanoma patients: recommendations for an effective follow-up strategy. J Clin Oncol, 2003, 21 (3): 520-529.

[5] MOORE D. K. Methods of detection of first recurrence in patients with stage I / II primary cutaneous melanoma after sentinel lymph node biopsy. Ann Surg Oncol, 2008, 15 (8): 2206-2214.

[6] MEYERS M. O. Method of detection of initial recurrence of stage II / III cutaneous melanoma: analysis of the utility of follow-up staging. Ann Surg Oncol, 2009, 16 (4): 941-947.

[7] XING Y. Contemporary diagnostic imaging modalities for the staging and surveillance of melanoma patients: a meta-analysis. J Natl Cancer Inst, 2011, 103 (2): 129-142.

[8] SOONG S. J. Factors affecting survival following local, regional, or distant recurrence from localized

melanoma. J Surg Oncol, 1998, 67 (4): 228-233.

［9］ SALAMA A. K. Hazard-rate analysis and patterns of recurrence in early stage melanoma: moving towards a rationally designed surveillance strategy. PLoS One, 2013, 8 (3): e57665.

［10］ ROMANO E. Site and timing of first relapse in stage Ⅲ melanoma patients: implications for follow-up guidelines. J Clin Oncol, 2010, 28 (18): 3042-3047.